CHAROLINE BAUER

VEGAN ZUR HÖCHSTLEISTUNG

CHAROLINE BAUER

VEGAN ZUR HÖCHSTLEISTUNG

Wie sich eine pflanzenbasierte Ernährung auf die sportliche Leistung auswirkt

riva

Bibliografische Information der Deutschen Nationalbibliothek
Die Deutsche Nationalbibliothek verzeichnet diese Publikation in der Deutschen Nationalbibliografie. Detaillierte bibliografische Daten sind im Internet über http://dnb.d-nb.de abrufbar.

Für Fragen und Anregungen
info@rivaverlag.de

Wichtiger Hinweis
Dieses Buch ist für Lernzwecke gedacht. Es stellt keinen Ersatz für eine individuelle medizinische Beratung dar und sollte auch nicht als solcher benutzt werden. Wenn Sie medizinischen Rat einholen wollen, konsultieren Sie bitte einen qualifizierten Arzt. Der Verlag und der Autor haften für keine nachteiligen Auswirkungen, die in einem direkten oder indirekten Zusammenhang mit den Informationen stehen, die in diesem Buch enthalten sind.

Originalausgabe
1. Auflage 2020

Türkenstraße 89
80799 München
Tel.: 089 651285–0
Fax: 089 652096

Redaktion: Dr. Ulrike Strerath-Bolz
Umschlaggestaltung: Karina Braun
Umschlagabbildung: shutterstock/Improvisor
Grafik S. 67: unter Verwendung von shutterstock/elenabsl
Satz: Achim Münster, Overath
Druck: CPI books GmbH, Leck
Printed in Germany

ISBN Print 978-3-7423-1529-8
ISBN E-Book (PDF) 978-3-7453-1199-0
ISBN E-Book (EPUB, Mobi) 978-3-7453-1200-3

Inhalt

Vorwort

von Ralf Blume, ehemaliger Chef-Physiotherapeut bei Hannover 96

Ich wurde quasi über Nacht vegan – nachdem ich mir zwei Dokus angeschaut habe: *Earthlings* und *Tiere haben Rechte* von Gary Yourowsky. Deshalb sehe ich großes Potenzial in Filmen wie *The Game Changers*, denn meine eigene Erfahrung zeigt: Bilder haben Macht!

Vor dieser Nacht habe ich Veganer eher belächelt. Ich konnte mir gar nicht vorstellen, ohne tierische Produkte zu leben. Essen war für mich Genuss, und dazu gehörten auch Fleisch, Fisch, Käse, Eier und Milchprodukte.

Auch heute noch liebe ich gutes Essen – nur eben rein pflanzlich. Dass vegan und lecker kein Widerspruch ist, musste ich erst lernen. Da habe ich mich zusammen mit meiner Familie, die übrigens im Gegensatz zu vielen Menschen in meinem privaten und beruflichen Umfeld sofort von meinem Umstieg auf vegan begeistert war, herangetastet. Die Umstellung erforderte Geduld bei uns allen, weil wir gänzlich unvorbereitet waren. Wir haben uns Kochbücher gekauft und durch die Rezepte probiert. So haben wir uns nach und nach ein umfangreiches Repertoire an fantastischen rein pflanzlichen Gerichten erarbeitet, mit denen wir auch viele Gäste begeistern konnten. Tatsächlich verlagerte sich unser familiärer Lebensmittelpunkt mit der Umstellung auf die vegane Ernährung in die Küche. Wir kochen und essen gemeinsam – das ist großartig!

Freunde begegneten uns mit Reaktionen wie: »Das könnten wir nicht« etc. Einige waren sehr interessiert, andere distanzierten sich – aus unterschiedlichen Gründen. Ich denke, vielen ist ihr eigenes Gewissen bewusst geworden. Das ist eine Erfahrung, die sicherlich viele Neuveganer teilen.

In meinem beruflichen Umfeld beim Fußballverein Hannover 96, bei dem ich damals als Chef-Physiotherapeut tätig war, kam meine Ernährungsumstellung nicht ganz so gut an. Die meisten reagierten spontan mit Kopfschütteln und Unverständnis. Einige fragten aber doch interessiert nach – besonders nach den Vor- und Nachteilen. Dadurch kamen sehr intensive Gespräche zustande, die im Laufe der Jahre auch den einen oder anderen Veganer hervorbrachten. Ja, es gibt Profifußballer, die vegetarisch oder vegan leben!

Warum man so wenig von veganen Spitzensportlern hört? Weil eine vegane Lebensweise in der Gesellschaft und insbesondere im Umfeld des Profisports immer noch belächelt wird. Da herrschen eine unglaubliche Gruppendynamik und Angst vor einer falschen Außendarstellung: Starke Männer werden immer noch mit Fleisch assoziiert, vegan mit schwach, blass, öko und weiblich. Die Situation erinnert an das Thema Homosexualität in der Bundesliga. Die Angst sowohl der geheimen veganen als auch homosexuellen Bundesligaspieler vor interner und externer Belustigung oder Kritik ist gewaltig. »Ralle, aber bitte behalt es für dich!« habe ich in Bezug auf vegane Ernährung manches Mal gehört.

Es verlangt eine gesunde Selbstsicherheit, sich dem Blick der Öffentlichkeit zu stellen, da eventuell später auftretende Formtiefs oder Verletzungen damit in Verbindung gebracht werden könnten. Wobei: In allen mir persönlich bekannten Fällen stieg die Leistungskurve nach der Umstellung auf rein pflanzliche Kost an, und die Verletzungshäufigkeit ging zurück. Abgesehen davon, könnte man in manchem Verein auch darüber nachdenken, ob die vollen Behandlungsräume nicht gerade durch die bisherige Ernährung »gesponsert« sein könnten.

Die eigentliche Umsetzung einer veganen Ernährung im Spitzensport, auch im Profifußball, sehe ich als unproblematisch, da viele Bundesligavereine über kompetente Ernährungsberater verfügen und diese sich auch um vegan interessierte Spieler kümmern (würden).

Wir sehen in Liverpool, welchen Stellenwert Ernährung haben kann – hier wird mit eigenen Köchen und Ernährungswissenschaftlerinnen wie Mona Nemmer jede Mahlzeit geplant und zubereitet. Gleichzeitig werden den Spielern umsetzbare Empfehlungen an die Hand gegeben.

Dazu müssen aber Gelder aus der Schatulle geholt werden, die auf den ersten Blick keine Tore schießen. Ich mag mir kaum vorstellen, wie die Lazarette bei den Bundesligisten aussähen, wenn der Bereich Ernährung professionalisiert werden würde.

Deshalb finde ich Filme wie *The Game Changers* so wichtig. Er hat gezeigt, was vegan alles möglich ist – sogar im Spitzensport. Dass es keine logische Konsequenz sein muss, als Veganer nicht Weltklasse sein zu können. Die Doku hat Appetit gemacht!

Ich denke, dass es für Profifußballer und andere Leistungssportler absolut möglich ist, sich vegan zu ernähren, ohne Leistungseinbußen zu riskieren. Es ist nicht nur möglich, es ist auch unkompliziert und leistungssteigernd, wenn man bereit ist, sich anfangs etwas intensiver mit dem Thema zu befassen. Das Thema Essen vergleiche ich gerne mit dem Tanken. Tank leer, schnell auffüllen, und weiter geht's. Die Konsequenzen unserer Ernährung sind so gravierend, dass wir ihnen viel mehr Beachtung – und Zeit – schenken sollten. Doch die Werbung suggeriert uns ja, dass wir in den Supermarktregalen und Tiefkühltruhen jede Menge gesunde Fertigprodukte finden. Das hinterlässt bei vielen Menschen, auch Spitzensportlern, Eindruck. Aber es handelt sich um eine Marketinglüge – das gilt übrigens auch für die meisten veganen Fertig- und Ersatzprodukte!

Ich bin von den gesundheitlichen, ethischen und ökologischen Vorteilen einer veganen Ernährung überzeugt – auch nach acht Jahren ohne tierische Produkte. Eine Woche nach meiner Übernachtumstellung auf eine vegane Ernährung merkte ich, wie viel klarer mein Kopf war. Ich nahm alle Reize viel intensiver wahr als vorher. Und das ist bis heute so geblieben. Ich bin wach, fit und gesund. Meine Blutwerte waren zu meinen Mischkostzeiten bei Schulnote 3, nach einem Jahr vegan auf 1. Und auch jetzt, nach acht Jahren, bin ich, was meine Blutwerte betrifft, immer noch ein Einserschüler.

Heutzutage ist es einfacher denn je, sich lecker und gesund vegan zu ernähren. 2012 gab es noch nicht so ein reichliches pflanzliches »Alternativ«-Angebot, weder im Supermarkt noch an den Büfetts in den Mannschaftshotels. Aber auch damals wurden auf Reisen mit der Mannschaft immer jede Menge Gemüse, Hülsenfrüchte, Salate und andere »Beilagen« aufgetischt, sodass es gar kein Problem war, sich ausgewogen und lecker zu ernähren. Für mich waren die »Beilagen« eben keine Beilagen, sondern Hauptspeise! Tierfreie Produkte bekamen bei mir eine ganz andere Wertigkeit, als nur »beizuliegen«, da wirklich alle essenziellen Nährstoffe darin enthalten sind – außer Vitamin B_{12}. Essen muss Genuss sein, und so bereitete ich meine Teller sehr bunt und geschmackvoll zu – das hat viele Fußballer inspiriert, und in der Folge ist so manches Stück Fleisch weniger gegessen worden.

Als Physiotherapeut mit jahrzehntelanger Erfahrung im Profisport denke ich, dass eine vegane Ernährung für Spitzensportler auf jeden Fall gesundheitliche Vorteile bringen kann. Aber das hängt von unterschiedlichen Faktoren ab – da muss man ehrlich bleiben. Grundsätzlich ist eine vegane Ernährung natürlich von Vorteil für alle Tiere, aber nicht automatisch gesünder oder leistungssteigernd für alle Menschen: Ich kann mich auch als vegan lebender Mensch katastrophal ungesund ernähren. Dann bringt eine solche Ernährungform natürlich keinen Vorteil.

Ich habe vor knapp 30 Jahren, schon in meiner sportphysiotherapeutischen Ausbildung, die negativen Zusammenhänge zwischen tierischen Proteinen und entzündlichen Erkrankungen gelehrt bekommen, ebenso die Nachteile beim Verzehr von Fleisch und Milchprodukten nach Muskelverletzungen. Das sind alles schon lange keine Geheimnisse mehr. Es kommt darauf an, den Schritt aus der Komfortzone zu machen und nicht weiterhin zu denken: »So groß wird die Auswirkung schon nicht sein.« Gerade im Spitzensport machen auch die kleinsten Justierungen den Unterschied zwischen Medaille/Meisterschaft oder eben nicht und zwischen verletzt oder eben nicht.

Das Verständnis für die Ernährung als Treibstoff für die »Maschine« Mensch ist in vielen Bereichen des (Mannschafts-)Sports noch gar nicht richtig angekommen – hier steckt noch ein enormes Entwicklungspotenzial. Zwar haben immer mehr Fußballbundesligavereine Caterings für das Frühstück oder die Mahlzeit zwischen den Trainingseinheiten; die Qualität, bezogen auf die Leistungsentfaltung des Athleten, ist jedoch nicht immer dem sportlichen Anspruch des Vereins entsprechend. Das ist auch bei den privaten Essgewohnheiten sehr vieler Spieler zu beobachten.

Ich unterstelle veganen Sportlern eine intensivere Auseinandersetzung mit ihrer Ernährung und ihrem Körper. Das lässt den Schluss zu, dass diese Sportler bessere Voraussetzungen für eine gute Regeneration, weniger Verletzungsanfälligkeit und eine höhere Leistungsfähigkeit besitzen. Meine Beobachtungen im Profisport bestätigen das.

1
Die Weltveränderer

Es gibt Filme, die verändern die Welt. Zumindest die Sicht auf die Welt oder auf einen bestimmten Teil davon. Das muss nicht im Großen geschehen – auch kleine Veränderungen können etwas bewirken. Wie Ralf Blume, der ehemalige Chef-Physiotherapeut von Hannover 96 im Vorwort eindrücklich beschrieb, wurde auch seine Welt durch ein bzw. zwei Filme quasi über Nacht komplett auf den Kopf gestellt: Er wurde von heute auf morgen Veganer und ist es auch geblieben. Aus Überzeugung!

Im Jahr 2018 erschien ebenfalls eine Doku, die die Welt verändern wollte und dies mit ihrem Titel auch ganz klar formulierte: *The Game Changers.* Der Dokumentarfilm mit Starbesetzung hinter und vor der Kamera wurde erstmals 2018 auf dem Sundance Film Festival und auch auf der 68. Berlinale gezeigt. Ab September 2019 lief er weltweit in ausgewählten Kinos, und seit Oktober 2019 kann man ihn über den Streamingdienst Netflix auch in Deutschland sehen.

The Game Changers lässt sich nicht wortwörtlich übersetzen, aber der englische Begriff meint ein Ereignis, eine Idee, ein Verfahren oder Ähnliches, welches/welcher eine signifikante, also spürbare Veränderung in der gegenwärtigen Art und Weise bewirkt, etwas zu tun oder zu denken.

Im Fall der Doku sollten die porträtierten veganen Spitzensportler und interviewten Wissenschaftler zeigen, dass man auch mit einer rein pflanzlichen Ernährung sportliche Spitzenleistungen bringen kann. Mehr noch: dass eine vegane Ernährung die allumfassend bessere Ernährung für Sportler ist, dass es sie stärker, schneller, besser macht, die Regenerationsfähigkeit beschleunigt und die Heilung nach Verletzungen optimiert. Der Film lässt keinen Zweifel zu: Vegan ist besser!

The Game Changers ist nicht nur inhaltlich vollgepackt mit prominenten Vertretern der veganen Ernährung wie Lewis Hamilton, Patrick Baboumian oder Arnold Schwarzenegger, auch das Team hinter der Kamera ist hochkarätig. Regie führte der Oscar-prämierte Regisseur Louie Psihoyos, und als Executive Producer stehen James Cameron, Jackie Chan, Novak Djokovic, Chris Paul und ebenfalls Lewis Hamilton und Arnold Schwarzenegger hinter der viel beachteten Doku – was für eine Besetzung!

Und der Film schlug tatsächlich ein wie eine Bombe – zumindest wurde er heiß, sprich kontrovers diskutiert. Das ist für einen Film immer gut, denn es sorgt für Aufmerksamkeit. Auf veganen Webseiten wurde der Film laut beklatscht und mit sichtlicher Freude (und dem einen oder anderen »Ätsch – sagen wir doch schon immer, dass vegan einfach besser ist!«) kommentiert.

Aber auch kritische Stimmen ließen nicht lange auf sich warten. Das ist bei kontroversen Themen kein Wunder und bei Ernährungsthemen sowieso, denn da gibt es so viele Theorien, wie es Obstsorten gibt. Und jede nimmt für sich das Recht in Anspruch, die einzig wahre Ernährung zu sein.

In den letzten Jahren gab es ja so einige Ernährungskonzepte, die Sportler nach vorne bringen, erfolgreicher und gesünder machen sollten: Low Carb bis No Carb, Paleo, Keto, Intervallfasten … Und jetzt eben vegan! Aber ist die Sache wirklich so einfach? Ist vegan wirklich nur ein Trend unter vielen? Und was ist wirklich dran an den Behauptungen im Film? Macht eine rein pflanzliche Ernährung Sportler noch besser?

Wer *The Game Changers* ohne Vorwissen zum Thema Ernährung anschaut oder sich vielleicht nur ein bisschen auskennt, wird schwer beeindruckt sein von all den Fakten, Studien, Tests, Testimonials und Beweisen, die da vorgelegt werden. Mit jeder Minute wird man überzeugter, dass man, um sportlich erfolgreich zu sein, seine Ernährung schnellstmöglich auf rein pflanzlich umstellen sollte. Vor allem beeindrucken die vielen Ärzte und Wissenschaftler, die eine Studie nach der anderen präsentieren, mit denen sie beweisen (wollen), dass tierische Produkte Gift für unsere Gesundheit sind und die Leistungsfähigkeit von Profisportlern enorm hemmen.

Ebendiese Darstellung von Wissenschaftlichkeit empört viele Ernährungsexperten weltweit. Unser Interviewpartner Uwe Schröder, Diplom-Ökotrophologe am Deutschen Institut für Sporternährung e. V. Bad Nauheim, stört sich, wie die meisten Kritiker, aber nicht am Thema »Vegan und Sport« an sich, sondern an der Art, wie der Film es verarbeitet: »Mir kommt es auf die nichtdogmatische Darstellung des Themas Vegan ja/nein an. Im *The-Game-Changers*-Film wird genau das gemacht: absolut dogmatisch und unwissenschaftlich argumentiert. Prof. Asker Jeukendrup, einer der weltweit führenden Sporternährungsexperten, hat das in seinem Kommentar perfekt dargestellt und mit Literaturstellen am Ende der Ausführungen belegt. Dieser Darstellung möchte ich mich vollumfänglich anschließen.« Wer nachlesen will, findet die wissenschaftliche Filmkritik auf der Webseite mysportscience.com.

Auch der Ernährungsexperte Dr. Nicolai Worm formuliert seine Kritik am Film deutlich: »*The Game Changers* verkleidet sich als seriöse Dokumentation, ist aber ein Sammelsurium von Halbwahrheiten, Übertreibungen, Falschdarstellungen und Unterlassungen, gemischt mit wenig hinreichend belegten Fakten. Es ist ein Propagandafilm, der es darauf anlegt, interessierte Laien von einer Botschaft zu überzeugen, die sich vordergründig für Leistungsfähigkeit,

Umwelt und Tierwohl einsetzt, aber im Hintergrund von knallharten kommerziellen Interessen gepusht wird.«

Das klingt hart. Aber was meint Dr. Worm, wenn er von kommerziellen Interessen spricht – hat nicht jeder Film ein Interesse daran, erfolgreich zu sein und möglichst viel Geld zurück in die durch die Produktion geleerten Kassen zu spülen? Ja, aber hinter der Doku *The Game Changers* stecken eventuell noch weitere Interessen, die an keiner Stelle aufgeklärt werden, wie Worm weiter ausführt: »Dass Cameron der Gründer und Vorstand von ›Verident Foods‹ ist, einem weltweit führenden Unternehmen zur Produktion von Erbsenprotein, und (angeblich) 140 Millionen in das Unternehmen investiert hat, wird im Film nicht erwähnt. Erbsenprotein ist der wichtigste Bestandteil für die Herstellung von Fleischersatzhamburgern.«

Doch selbst Nicolai Worm muss zugeben, dass *The Game Changers* gute Unterhaltung ist: »Die sogenannte ›Dokumentation‹ ist (leider) filmisch sehr gut gemacht – der Regisseur Louie Psihoyos ist ja auch ein Oscar-prämierter Regisseur. Gleichfalls Oscar-ausgezeichnet ist James Cameron, einer der Produzenten des Films. Die verstehen ihr Geschäft!«

Aber sind geschäftliche Verstrickungen irgendeiner Art der Produzenten Beweis genug, dass der Inhalt des Films falsch ist? Ist die Doku also nur reine Unterhaltung oder gar vegane Propaganda mit Fake Facts, also falschen Behauptungen?

Selbst in der veganen Szene wurde an der Machart des Films Kritik geäußert, wenn auch weniger laut. So setzt Aleksandra Keleman, vegane Ernährungsberaterin im Profisport, den Zweifeln an der Wissenschaftlichkeit der Dokumentation entgegen: »Der Vorwurf lautet, es könne keine hundertprozentige Kausalität von Erkrankungen und Tierischem nachgewiesen werden. Hundertprozentige Kausalität lässt sich allerdings nie nachweisen, da wir nicht im Vakuum ohne Umwelteinflüsse, ohne soziales Umfeld, ohne Stressfaktoren leben und essen. Ich selbst habe durch die Umstellung auf vegane Ernährung gesundheitlich nur positive Erfahrungen gemacht und sehe das auch bei unzähligen anderen Menschen, vor allem bei Sportlern, mit denen ich zusammenarbeite.«

In den veganen Medien überwog generell die Freude darüber, dass die Dokumentation so viel Aufmerksamkeit erfuhr und nun endlich mehr Menschen auf der Welt erfahren, wie toll eine vegane Ernährung ist – für Mensch und Tier!

Der ehemalige Chef-Physio von Hannover 96 Ralf Blume lobt an der Doku dann auch, dass sie zeigt, was vegan alles möglich ist – auch oder gerade im Spitzensport! Denn wie auch seine eigenen Erfahrungen zeigen, wird eine fleischfreie Ernährung unter (Profi-) Sportlern nicht gerade positiv aufgenommen. Wer sich als Veganer oder Vegetarier outet, muss unter Sportlerkollegen wie Trainern mit viel Spott und Vorurteilen rechnen. Das schreckt viele ab, sich zu ihrer tierleidfreien Ernährung zu bekennen oder sie auch nur auszuprobieren. Deshalb würde Ralf Blume *The Game Changers* unbedingt weiterempfehlen: »Der Film zeigt – in Bereichen euphorisch, aber immerhin –, dass Veganismus alle Möglichkeiten beinhaltet, gesund UND leistungsfähig zu sein! Und dabei aktiv in Umwelt- und Tierschutz zu sein.« Aber auch er als überzeugter Veganer übt Kritik: »Es wurde ein zu rosarotes Bild gezeichnet: Sei vegan, und alles ist gut! Das finde ich zwar klasse, es trifft aber nicht vollumfänglich zu. Vegan bedeutet nicht automatisch gesund. Da hätte ich mir eine etwas differenziertere und tiefere Stellungnahme gewünscht. So ist die Doku leider sehr anfällig für Kritik.«

In diesem Buch wollen wir genauer hinsehen. Welche Kritik an dem Film ist berechtigt? Wie ist die wissenschaftliche Beweislage, wenn es um die Vorteile veganer Ernährung geht? Ist die im Film *The Game Changers* dokumentierte Leistungssteigerung der Profisportler nur Show, oder ist sie real möglich? Gibt es eine abschließende Antwort auf die Frage, ob eine rein pflanzliche Ernährung für Sportler überhaupt möglich, wenn nicht gar besser ist? Und wenn ja, wie muss eine solche Ernährung aussehen?

Der Film *The Game Changers* hat die Aufmerksamkeit, die er erregt, auf jeden Fall verdient – denn er hat viele Menschen bewegt und zum Nachdenken/zur Diskussion über eine gesunde und optimale Ernährung angeregt. Dieses Buch soll die Frage klären, ob die Verheißung des Films, dass vegan alles besser wird, auch kritischer Überprüfung standhält.

Eines vorweg: Keiner der von uns befragten Ernährungsexperten hat gesagt, eine vegane Ernährung sei ganz generell ungesund bzw. ungesünder als eine Mischkost. Aber ist sie tatsächlich besser, wie *The Game Changers* behauptet?

2
Ernährung im Sport allgemein

Die Ernährung ist ein wichtiger Faktor, wenn es um unsere körperliche Gesundheit geht. Nicht ohne Grund gibt es so viele Artikel, Bücher, Vorträge und Fernsehsendungen darüber, was gesunde Ernährung eigentlich ist. Die genauen Parameter, was eine gesunde Ernährung ausmacht, ändern sich alle paar Jahre und lassen sich durch ganz verschiedene Ernährungskonzepte umsetzen. Dennoch gibt es ein paar einfache Basics, was eine gesunde Ernährung ausmacht, darüber sind sich Wissenschaft und Medizin einig. Bevor man also beginnt, die Ernährung dem eigenen Sport anzupassen, muss erst einmal dafür gesorgt werden, dass generell eine gesunde Ernährung vorliegt. Denn nur mit einer gesunden Ernährung lässt sich ein stabiler Gesundheitszustand erreichen, auf dem man mit Sport und einer darauf angepassten Ernährung weiter aufbauen kann.

Was macht eine gesunde Ernährung aus?

Ernährung ist eine individuelle Sache, die von verschiedenen Faktoren wie persönlichem Geschmack, Allergien, Unverträglichkeiten und Ethikvorstellungen geprägt ist. Daher gibt es nicht die eine gesunde Ernährung für alle.

Die Deutsche Gesellschaft für Ernährung, kurz DGE, hat jedoch ein paar einfache Regeln formuliert, die jenseits von persönlichen Vorlieben oder körperlichen Einschränkungen als Basis für eine gesunde Ernährung dienen:

1. **Vielseitig essen.** Eine große Variation im Speiseplan garantiert eine optimale Versorgung mit allen Nährstoffen, die der Körper braucht.
2. **Viel Getreide und Kartoffeln essen.** Damit sind aber nicht jeden Tag Nudeln mit Soße oder Pommes gemeint, sondern am besten Vollkornprodukte und schonend und möglichst fettarm zubereitete Kartoffelgerichte wie Salzkartoffeln oder Pellkartoffeln.
3. **Fünf Portionen Obst und Gemüse am Tag.** Dabei gilt: Gemüse ist besser als Obst, da es weniger Fruchtzucker enthält. Eine Portion entspricht etwa der Größe der eigenen Handinnenfläche ohne Finger. Dabei sollte das Obst und Gemüse möglichst roh oder schonend zubereitet sein, zum Beispiel durch Dampfgarung. Außerdem ist es wichtig, möglichst viele verschiedene Obst- und Gemüsesorten in seinen Speiseplan einzubauen, um alle benötigten Vitamine aufzunehmen.
4. **Täglich Milchprodukte essen.** Milch enthält viel Protein, die fettlöslichen Vitamine A, D, E und K, die wasserlöslichen Vitamine C, B_1, B_2, B_6 und B_{12} und die Mineralstoffe Kalzium, Eisen, Natrium, Kalium und Magnesium: alles wichtige Bestandteile einer gesunden Ernährung. In einer veganen Diät müssen diese Nährstoffe über andere Nahrungsquellen bezogen werden, was aber – bis auf das Vitamin B_{12} – kein Problem ist.
5. **Ein- bis zweimal pro Woche Fisch.** Dabei spielen insbesondere die im Fisch enthaltenen »guten« Omega-3-Fettsäuren und Jod eine wichtige Rolle. Beides lässt sich bei einer veganen Ernährung aber auch auf anderem Wege aufnehmen, sodass diese Empfehlung der DGE zwar sinnvoll für Mischköstler ist, für Veganer aber keine Rolle spielt.
6. **Fleisch, Wurst und Eier in Maßen.** Fleisch ist eine gute Proteinquelle und liefert B-Vitamine. Doch besonders rotes

Fleisch in größeren Mengen gilt mittlerweile als Gesundheitsrisiko. Maximal 300 bis 600 Gramm Wurst und Fleisch sollten laut der DGE pro Woche verzehrt werden. Veganer müssen sich darüber keine Sorgen machen und verzichten einfach ganz auf diese tierischen Produkte. Die enthaltenen wichtigen Nährstoffe werden durch andere Nahrungsmittel kompensiert.

7. **Wenig Fett.** Fett hat in der Ernährung durchaus seine Berechtigung – und das nicht nur, weil Fett ein toller Geschmacksträger ist, sondern vor allem, weil es zur Aufnahme fettlöslicher Vitamine benötigt wird. Allzu viel braucht man dafür allerdings nicht, weswegen eine Ernährung mit wenig Fett für alle Diätformen eine wichtige Regel ist.
8. **Zucker und Salz in wohldosierten Mengen.** Zucker liefert viele Kalorien, hat aber wenig Nährwert. Deshalb ist Zucker für eine gesunde Ernährung nicht wichtig beziehungsweise in großen Mengen sogar kontraproduktiv. Auch Salz im Übermaß ist nicht gesund und steht im Zusammenhang mit Herz-Kreislauf-Erkrankungen wie Bluthochdruck. Die DGE empfiehlt maximal sechs Gramm Salz pro Tag. Salz mit zugesetztem Jod ist für Veganer übrigens eine Quelle, um den Jodmangel durch Fischverzicht auszugleichen. Liegt eine Schilddrüsenerkrankung vor, sollte die Einnahme von Jod unbedingt mit dem Arzt abgestimmt werden.
9. **Viel trinken.** Der menschliche Körper besteht zu circa 70 Prozent aus Wasser – ohne das Elixier des Lebens läuft in unserem Körper gar nichts. Deshalb ist es wichtig, ausreichend zu trinken, mindestens 1,5 Liter am Tag. Bei sportlicher Betätigung natürlich mehr, da durch das Schwitzen zusätzlicher Wasserverlust entsteht. Die besten Getränke sind Wasser, dünne Saftschorlen und ungesüßter Tee.

10. **Essen schonend zubereiten.** Um möglichst viele Nährstoffe in der Nahrung zu erhalten, ist eine Zubereitung mit niedriger Hitze, kurzer Kochzeit und wenig Wasser ideal. Es gilt also: Behandlung von Essen so wenig wie möglich, so viel wie nötig. Beispiel Kartoffeln: Roh sind sie nicht verzehrbar, daher kochen, aber nicht danach noch braten.
11. **Bewusst essen.** Das Sättigungsgefühl setzt erst nach einer gewissen Zeit ein. Deshalb ist es wichtig, langsam und ohne Ablenkung, z. B. durch den Fernseher, zu essen, damit dieses wichtige Signal des Körpers nicht überhört wird. Denn auch zu viel gesundes Essen ist eine Belastung für den Körper, die er verarbeiten muss. Die Energie, die er dafür aufwendet, fehlt dann an anderer Stelle, zum Beispiel bei der Regeneration.

Diese Basics der gesunden Ernährung gelten für alle Ernährungsformen und sollten von jedem Menschen, egal ob Sportler oder nicht, umgesetzt werden – natürlich mit den entsprechenden Anpassungen an die persönlichen gesundheitlichen Bedürfnisse in Bezug auf Allergien, Unverträglichkeiten und ethische Vorstellungen.

Mit diesem Grundwissen lassen sich dann weitere Spezifikationen der Ernährung vornehmen, um diese individuell auf den eigenen Bedarf abzustimmen. Besonders ambitionierte Amateursportler und Leistungssportler können mit einer weitergehenden Anpassung der persönlichen Ernährung ihre Leistungsfähigkeit und die Schnelligkeit ihrer Regeneration nach dem Sport weiter steigern.

Welche Rolle spielt die Ernährung beim Sport allgemein?

Eine ganz entscheidende! Denn die richtige Ernährung kann einen enormen Impact auf das Leistungsvermögen haben – nicht nur im

Profisport. Dabei ist besonders von Bedeutung, mit welcher Effizienz der Körper die durch die Nahrung zur Verfügung gestellte Energie verwenden kann und welche Nährstoffe ihm zur Verfügung gestellt werden. Man kann sich das Ganze so vorstellen: Dein Körper ist eine Baustelle, auf der ein Haus gebaut wird. Die von dir bereitgestellten Baumaterialen (Nahrung) und dazu durchgeführten Arbeiten (Sport) entscheiden darüber, wie dein Haus am Ende aussehen wird: ob es ein einfacher Bungalow wird, ein solides Einfamilienhaus oder eine prächtige Villa. Je besser das Baumaterial, desto besser die Qualität der Bauleistung und am Ende das fertige Haus. Obwohl die meisten Sportler ja nie zu einem Ende kommen (wollen), sondern sich eine immer weitere Leistungssteigerung erhoffen. Ohne eine gesunde und angepasste Ernährung ist dies nicht möglich.

Was bewirkt eine richtige Ernährung beim Sport gezielt?

Ein besonders wichtiger Punkt für optimale Leistung im Sport ist die Regeneration. Die richtige Ernährung – damit ist immer eine individuell auf die persönlichen körperlichen Vorgaben und durchgeführten Trainingseinheiten abgestimmte Ernährung gemeint – sorgt bei jeder Sporteinheit für eine körperliche Aufarbeitung der Strapazen. Das Zellgewebe wird regeneriert, das biologische Alter herabgesetzt, und es kommt zu weniger Fetteinlagerungen. Alles Dinge, die nicht nur optische und gesundheitliche Vorteile bringen (die sich ja viele durch den Sport erhoffen), sondern auch das allgemeine körperliche Leistungsvermögen erhöhen.

Denn je schneller sich der Körper erholt, desto mehr kann trainiert werden und desto schneller sind Leistungssteigerungen bemerkbar. Dreht man an den feinen Stellschrauben der Ernährung bei den Makronährstoffen – Kohlenhydrate, Protein und Fett –, lässt sich durch deren Mengeneinstellung, gerade in Beziehung zueinander, und der Auswahl, aus welcher Nahrungsquelle diese sogenannten Makros bezogen werden, das Leistungsvermögen weiter steigern. Dabei spielt auch das Timing der Nahrungsaufnahme eine wichtige Rolle.

Mit einer perfekt auf die persönlichen Bedürfnisse abgestimmten Ernährung lassen sich bei vielen Sportlern bereits innerhalb von etwa zwei Monaten deutliche Erfolge erkennen. Außerdem zeigt sich eine deutlich verkürzte Regenerationszeit. Dies spielt hauptsächlich für ambitionierte Hobbysportler und Leistungssportler eine große Rolle, die so oft wie möglich pro Woche trainieren wollen beziehungsweise müssen. Wer nur hin und wieder Sport macht, braucht so einen schnellen Regenerationsprozess in der Regel nicht, profitiert aber trotzdem von den gesundheitlichen Vorteilen einer abgestimmten Ernährungsweise. Wenn sich der Körper schneller von den Trainingsstrapazen erholt, steht ihm mehr Energie für andere Prozesse zur Verfügung, zum Beispiel, um an anderen gesundheitlichen Baustellen zu arbeiten.

Die Regeneration nach Sporteinheiten ist immer auch Stress für den Körper. Je schneller also die Erholung abgeschlossen ist, desto kürzer und in der Summe weniger wird unser Körper gestresst.

Worauf kommt es bei der Ernährung für Sportler an?

Wer regelmäßig Sport treibt, braucht mehr Kalorien und mehr Nährstoffe. Denn erstens verlieren wir über den Schweiß nicht nur Wasser, sondern auch Mineralien wie Magnesium, Kalzium, Jodid und Eisen, und zweitens braucht unser Körper zusätzliche Vitamine und Mineralien für die bereits erwähnte Regeneration. Gut zu wissen: Untrainierte verlieren über ihren Schweiß mehr Elektrolyte als fitte Sportler und sollten deshalb ebenfalls auf ihre Ernährung achten. Um Elektrolyte auszugleichen, muss man übrigens nicht zu fertigen Drinks greifen, wie uns die Werbung gern glauben machen will, es reicht, sich nach dem Sport entsprechend zu ernähren. Wer sehr lange am Stück exzessiv Sport macht, sollte allerdings schon während des Trainings seine Elektrolyte mit entsprechenden Getränken auffüllen. Worauf es dabei im Detail ankommt, darauf gehen wir in den nachfolgenden Kapiteln ein.

Als Sportanfänger oder reiner Hobbysportler ohne konkretere Ziele, als Ausdauer und Gesundheit zu fördern, reicht es, wenn man sich an die Basisempfehlungen der DGE hält und zusätzlich Folgendes beachtet: Die Ernährung sollte den Schwerpunkt (circa 50 bis 60 Prozent) bei den Kohlenhydraten setzen, diese möglichst aus Vollkornprodukte beziehen, dazu mindestens die empfohlenen fünf Portionen Obst und Gemüse am Tag – gerne mehr. Die Proteine nehmen im Optimalfall ca. 25 bis 30 Prozent ein, und die Fette decken dementsprechend 25 bis maximal 30 Prozent der Gesamtenergieaufnahme ab.

Dies sind aber natürlich nur Basiswerte, die nicht mehr greifen, wenn man mit seinem Sportprogramm ein bestimmtes Ziel verfolgt. Wer Körperfett reduzieren, Muskeln aufbauen oder auf eine bestimmte sportliche (Höchst-)Leistung hinarbeiten will, muss sich schon ein bisschen mehr mit seiner Ernährung auseinandersetzen, um Erfolge zu erzielen. Ernährungspläne sind eine sehr individuelle Sache, die an die eigenen körperlichen Voraussetzungen und die gesundheitlichen und sportlichen Ziele genau angepasst werden müssen – umso mehr, wenn man hohe Leistung erbringen will.

(Sport-)Ernährungsberater und gut ausgebildete Fitnesstrainer sind eine gute Anlaufstelle, um sich einen persönlichen Ernährungsplan erstellen zu lassen. Für Freizeitsportler, die ein erstes Gefühl für einen individuellen Ernährungsplan bekommen wollen, bieten sich auch Rechner im Internet an, die den täglichen Kalorienbedarf und die auf die eigenen Ziele und Aktivitäten abgestimmte Makroverteilung berechnen. Dabei handelt es sich aber natürlich nur um auf Formeln basierende Berechnungen, die nicht so genau sind wie eine individuelle Ernährungsberatung.

Anderer Sport, andere Ernährung?

Genau! Es gibt nicht die eine Ernährung für alle, wenn es um Sport geht. Je nach Belastung sollte die Ernährung – auch hier sprechen wir wieder von der Makroverteilung – angepasst werden. Wer Ausdauersport macht, muss mehr Kohlenhydrate essen als ein Kraftsportler, der wiederum auf seine Proteinzufuhr achten muss. Gerade bei Letzterer streiten sich die Experten jedoch, wie viel Eiweiß man wirklich braucht und was schon zu viel ist. Denn eine zu hohe Proteinaufnahme – damit ist allerdings eine wirklich, wirklich hohe Aufnahme gemeint – kann die Nieren belasten. In den meisten anderen Fällen schadet eine erhöhte Eiweißzufuhr nicht, sie bringt aber auch nicht mehr Leistung.

Wer abnehmen möchte, sollte jedoch wissen: Überschüssiges Eiweiß wird in Fett umgewandelt und eingelagert. Man kann von einem Überschuss an Protein also auch dick werden bzw. erzielt nicht die gewünschten Abnehmerfolge.

Wie viel Eiweiß ist zu viel?

Die benötigte Eiweißmenge pro Tag ist ein beliebtes Diskussionsthema bei Sportlern, besonders wenn Muskeln aufgebaut werden sollen. Bodybuilder werfen häufig gerne das Schlagwort »Viel hilft viel« in die Runde und versuchen, so viel Eiweiß wie nur möglich aufzunehmen.

Die DGE empfiehlt für Erwachsene zwischen 19 und 65 Jahren, die sich »normal« sportlich betätigen, eine tägliche Eiweißzufuhr von 0,8 Gramm pro Kilogramm Körpergewicht. Ab 65 Jahren erhöht sich die Empfehlung auf 1 Gramm.

Für Leistungssportler und Menschen, die gezielt Muskeln aufbauen wollen, empfehlen Experten eine tägliche Proteinaufnahme von circa 1,2 bis 1,7 Gramm pro Kilogramm Körpergewicht.

Und jetzt kommt der interessanteste Punkt: Wer sich ausgewogen ernährt, dabei seine Kalorienzufuhr an sein Aktivitätslevel anpasst und bei seiner Ernährung die empfohlene Basismakroverteilung von 60 Gramm Kohlenhydrate, 25 Gramm Protein und 25 Gramm Fett berücksichtigt, nimmt in der Regel bereits ausreichend Protein zu sich.

3
Vegane Ernährung im Sport

In Kapitel 2 haben wir gelernt, dass es bei einer optimalen Ernährung im Sport darauf ankommt, die richtigen Nährstoffe zu sich zu nehmen und diese zusätzlich in ein bestimmtes Verhältnis zu setzen. Nur durch die passende Kombination der Makronährstoffe lässt sich eine effiziente Leistungssteigerung erzielen.

Wie kann es da sein, dass eine vegane Ernährung im Sport, eine Ernährung, bei der man bestimmte Nahrungsmittel weglässt, zu einer Leistungssteigerung führt? Rein von der Logik her würde man mit einem Leistungsabfall rechnen, wenn bestimmte bisher im Sport positiv bewertete Nahrungsmittel nicht mehr konsumiert werden.

Den ersten Beweis dafür, dass eine vegane Ernährung im Sport *nicht* zu einem Leistungsabfall führt, sondern im Gegenteil zu einer starken Leistungssteigerung, liefert nicht die Wissenschaft, sondern die reine Beobachtung: Eine unglaubliche hohe Zahl professioneller Leistungssportler, sogar solche, die ganz oben in der Weltspitze mitmischen, leben vegan! Und sie sind selbst davon überzeugt, dass sie die Spitzenleistungen, die sie in jedem Wettkampf erneut unter Beweis stellen, zu einem großen Anteil ihrer pflanzenbasierten Ernährung verdanken.

Das kann auch Aleksandra Keleman, vegane Ernährungsberaterin für Profisportler, bestätigen: »Die vegane Ernährung bietet in allen Sportarten große Vorteile, wenn zivilisatorisch und geografisch kritische Nährstoffe berücksichtigt werden. Ich berate Leistungssportler aus praktisch allen Sportarten, egal ob Kraftsport, Ausdauersport oder Kraft-Ausdauer-Sport (wie z. B. Rudern, bei dem man eine hohe Kraftanstrengung möglichst lange durchhalten muss).«

Warum glauben so viele Sportler, dass sie Fleisch, Milch und Eier brauchen?

Um diese Frage zu klären – sofern sie denn eindeutig zu klären ist –, geht die Doku *The Game Changers* eine ganze Weile in der Zeit zurück, und zwar bis ins 19. Jahrhundert. Damals lebte und wirkte der Deutsche Chemiker Justus von Liebig, der oft als einer der Gründer der modernen experimentellen Ernährungswissenschaften bezeichnet wird. Liebig beschäftigte sich unter anderem intensiv mit dem Sammeln und Erforschen von Erkenntnissen über anorganische Nährstoffe, Eiweiß und die Grundlagen von Nährstoffverwertung und Stoffwechsel. Er untersuchte auch, was die optimale Ernährung für den Menschen sei, und kam dabei, ganz einfach und unwissenschaftlich ausgedrückt, zu dem Ergebnis, dass der Mensch sich am besten vom Blut und Fleisch pflanzenfressender Tiere ernähren kann, da Fleisch eine ähnliche oder gleiche Zusammensetzung wie das menschliche Blut aufweise. Demnach werde Blut am besten durch die Aufnahme von Fleisch gebildet. Er unterschied deutlich zwischen Pflanzen- und Fleischessern und ordnete den Menschen eindeutig den Fleischfressern zu.

Liebig vertrat zudem die Theorie, dass Muskeln ihre Energie nur aus tierischen Protein ziehen und Vegetarier aus diesem Grund niemals die gleiche körperliche Leistung erbringen könnten wie omnivore Sportler. Diese These kam gut an und wurde von vielen Wissenschaftlern und staatlichen Institutionen übernommen. Wie so viele wissenschaftliche Theorien wurde auch diese später aufgrund neuer Erkenntnisse widerlegt, aber sie hat sich bis heute in den Köpfen vieler Menschen festgesetzt und ist nur schwer auszurotten. Insbesondere auch, weil die Marketingmaschinerie der Fleischindustrie Liebigs These nur zu gern aufgegriffen hat – in Südamerika gab es damals eine Überproduktion an Rindfleisch, weil die Tiere hauptsächlich für die Fell- und Lederproduktion gezüchtet wurden – und bis heute daran festhält. In der Werbung wird Fleisch bzw. tierisches Protein immer noch als Quelle von Kraft, Leistungsfähigkeit und Männlichkeit propagiert.

Die Ernährungsberaterin Keleman hält diese immer wieder hergestellte Verbindung von Fleisch und Männlichkeit für längst überholt: »Es wird Zeit, dass wir uns aus der Steinzeit erheben und nicht mehr unnötiges Quälen und Töten unschuldiger Tiere als männlich empfinden, sondern den Schutz der Schwächsten und die Bewahrung unserer Lebensgrundlage. Zumal man keine besonderen körperlichen Voraussetzungen erfüllen muss, um im Supermarkt ein Stück tote Kuh zu erwerben.«

Aber es ist natürlich nicht alles nur Marketing. Es gibt durchaus auch Fakten und Expertenmeinungen, die einer veganen Ernährung für Sportler kritisch gegenüberstehen, wie zum Beispiel die des Diplom-Ökotrophologen Dr. Nicolai Worm. Wobei kritisch hier meint, dass vegan nicht per se besser ist als eine Mischkost und bestimmten Auflagen unterliegt, um wirklich gesund zu sein – gerade für Spitzensportler: »Generell gilt: Je mehr natürliche Nahrungsmittel vermieden werden, desto schwieriger wird eine bedarfsdeckende Ernährung. Andererseits gilt, je höher die körperliche Belastung, desto höher auch der Nährstoffbedarf. Aus diesen einfachen Zusammenhängen kann man das Problem veganer Ernährung direkt ableiten: Die Bedarfsdeckung für leistungsorientiert trainierende Sportler ist mit veganer Kost besonders schwierig. Man muss umso mehr Wissen besitzen und umso mehr planen, um Defizite oder gar Mangelerscheinungen zu vermeiden.« Worauf vegane

Sportler bei ihrer Ernährung konkret achten müssen und welche Fallstricke es geben kann, erklären wir zusammen mit verschiedenen Experten im weiteren Verlauf des Buches.

Sind Proteine aus tierischen Quellen wirklich besser als Pflanzeneiweiß?

Fleisch = Kraft = Leistung = Sieg – diese einfache Formel gilt auch heute noch für viele Sportler als Garant für ihren Erfolg. In dem Film *The Game Changers* wird eindrucksvoll widerlegt, warum diese Formel so nicht (mehr) gelten kann.

Dr. James Loomis, ehemaliger Mannschaftsarzt der American-Football-Mannschaft St. Louis Cardinals, der das Team erfolgreich durch eine World Series und einen Super Bowl begleitete, erklärt dort die Annahme, man müsse vor einem sportlichen Wettkampf viel Protein aus Fleisch konsumieren, als überholt. Sein Hauptargument: Protein, das wir über tierische Quellen aufnehmen, hat immer einen pflanzlichen Ursprung, weil es vom pflanzlichen Futter kommt, das die Kuh, das Schwein oder das Huhn gefressen haben. Das Tier ist nicht selbst der Proteinproduzent, sondern nur der Zwischenhändler zwischen den Pflanzen und dem Endkonsumenten Mensch.

Kritiker wenden hier ein, dass Tiere eine ganz andere Verdauung haben als wir Menschen und die Aminosäuren der Pflanzen deshalb auch anders verarbeiten können. Wir haben keine vier Mägen wie zum Beispiel eine Kuh. Das klingt plausibel, kann aber ganz einfach entkräftet werden: Dafür haben wir Menschen einen viel breiteren Speiseplan als Kühe. Statt nur Gras stehen uns viele verschiedene Obst- und Gemüsesorten, dazu Getreide und Hülsenfrüchte zur Verfügung. Damit kommt der Mensch an alle für ihn essenziellen Aminosäuren, die er braucht – auch ohne sein Essen vierfach verdauen zu müssen.

Weiter führt Loomis aus, dass Sportler den größten Teil ihrer benötigten Energie aus Kohlenhydraten beziehen: Sie wurde zuvor als Glykogen in den Muskeln gespeichert. Dennoch essen viele Profisportler, insbesondere Kraftsportler, vor dem Wettkampf oft eine besonders eiweißhaltige Diät, meist in Form von Fleisch. Dabei werden dem Körper hauptsächlich Kalorien aus Protein zugeführt und nur wenige aus Kohlenhydraten. Die Folge sind chronische Müdigkeit und weniger Ausdauer. Im Ausdauerbereich ist diese Art der Ernährung vor einem Wettkampf weniger üblich als im Kraftsport.

Was ist Glykogen?

Glykogen ist ein energiereiches Kohlenhydrat, das in Muskeln und der Leber gespeichert wird. Es wird häufig auch als tierische Stärke bezeichnet, was mit dazu beigetragen haben könnte, dass viele Menschen irrtümlich denken, die menschliche Stärke (= Kraft) müsse von tierischen Nahrungsmitteln kommen.

Glykogen gehört zu den Polysacchariden, auch Vielfachzucker genannt, und ist aus mehreren Glucoseeinheiten aufgebaut. Glykogen ist die Speicher- und Bereitstellungsform kurz- und mittelfristiger Energie aus der Glucose.

Besteht ein Überangebot an Kohlenhydraten, wird in den Muskeln und der Leber Glykogen gespeichert. Besteht ein verstärkter Energiebedarf, wie es bei einer sportlichen Höchstleistung der Fall ist, verwenden die Muskelzellen das gespeicherte Glykogen. Muskeln nutzen ihr gespeichertes Glykogen ausschließlich für den eigenen Energiebedarf, während das in der Leber gespeicherte Glykogen im Bedarfsfall auch anderen Zellen zur Verfügung gestellt wird.

Wieso ist Glykogen für Sportler wichtig?

Der Glykogenspeicher ist nicht nur, aber besonders für Ausdauersportler wichtig. Der Körper bezieht seine Energie bei körperlicher Betätigung entweder aus der gespeicherten Glucose aus den

Muskeln (Glykolyse) oder durch den Abbau von Fett (Lipolyse). Die meisten Menschen haben ausreichend Fettdepots, um den Körper auch ohne Nahrung mehrere Wochen mit Energie zu versorgen. Die gespeicherte Energie durch Glykogen in den Muskeln reicht hingegen nur für knapp einen Tag – und das auch nur unter normaler Belastung. Deshalb ist es für (Ausdauer-)Sportler wichtig, ihre Energie nicht ausschließlich aus den Muskeln zu beziehen, denn dann stünde nach knapp 90 Minuten keine Energie mehr zur Verfügung – der Speicher wäre leer. Über die Lipolyse kann der Körper aber nicht so schnell Energie gewinnen wie über die Glykolyse, da die Kapazität der Atmung den Abbau von Fett begrenzt. Hier kommt das Training im aeroben und anaeroben Bereich ins Spiel, auf das hier aber nicht näher eingegangen werden soll.

Je anstrengender die körperliche Leistung, desto mehr greift der Körper auf Glykogen zurück. Die Grenze, wann dies bei jedem Einzelnen geschieht, ist davon abhängig, wie gut man trainiert ist. Ein Leistungssportler kann bis zu doppelt so viel Glykogen – bis zu 600 Gramm – in seinen Muskeldepots speichern als ein untrainierter Mensch.

Können Sportler über eine rein pflanzliche Ernährung genug Eiweiß aufnehmen?

Auf die Frage, welche Lebensmittel viel Eiweiß enthalten, nennen die meisten Menschen zunächst Fleisch, Eier und Milch. Das ist auch durchaus korrekt, denn diese Lebensmittel enthalten wirklich eine gute Menge Protein. Aber diese tierischen Lebensmittel, die vielen Menschen im Zusammenhang mit eiweißhaltigen Produkten einfallen, sind nicht die einzigen Quellen für Protein.

Die Studie »Nutrient profiles of vegetarian and nonvegetarian dietary patterns« (Rizzo NS, Jaceldo-Siegl K, Sabate J, Fraser GE; J Acad Diet. 113(12)1610–9) vergleicht die Nährstoffaufnahme von Fleischessern und Pflanzenessern und konnte dabei feststellen, dass die Teilnehmer mit einer rein pflanzlichen Ernährung nicht nur ausreichend mit Protein versorgt waren, sondern sogar 70 Prozent mehr davon aufnahmen, als eigentlich nötig wäre. Selbst Mischköstler beziehen etwa 50 Prozent ihres Proteins aus pflanzlichen Quellen.

Generell kommen viele Studien zudem Schluss, dass die meisten Menschen, egal ob omnivor oder vegan, ohnehin mehr als genug Eiweiß zu sich nehmen. In vielen Fällen wird selbst der Bedarf von Sportlern über die normale Nahrungsaufnahme gedeckt. Extrem- und bestimmte Leistungssportler können hier allerdings eine Ausnahme bilden, so wie ihre sportlichen Erfolge auch Ausnahmeleistungen sind. Für die meisten Hobbysportler jedoch gilt: Sie essen genug Protein und könnten sich den zusätzlichen Proteinshake sparen.

Der MMA-Profi und Combat-Trainer James Wilkens, der durch den Film *The Game Changers* führt, überprüft auf Basis dieser Erkenntnisse seine eigene Proteinaufnahme und stellt im Film fest, dass selbst er als Leistungssportler bei der Kalorienmenge, die er täglich aufnehmen muss, um seine körperliche Leistung zu powern, mit einer rein pflanzlichen Ernährung noch genug Protein für den Muskelaufbau bekäme.

Hierzu sei anzumerken, dass dies natürlich nur gilt, wenn er sich ausgewogen pflanzlich ernährt. Würde er seinen Kalorienbedarf zum Beispiel nur mit Nudeln und Tomatensoße decken, würde er über kurz oder lang unter einem Proteinmangel leiden, vom sonstigen Nährstoffmangel ganz zu schweigen.

Zusammengefasst lässt sich also sagen, dass es kein Problem darstellt, auch über eine rein pflanzliche Ernährung seinen Eiweißbedarf als Sportler zu decken – man muss dabei allerdings auf eine ausgewogene Ernährung achten. Als sogenannter Puddingveganer wird man es eher nicht zum Leistungssportler schaffen.

Aber pflanzliches Eiweiß ist viel schlechter als Protein aus tierischen Quellen, oder?

Okay, wir haben verstanden, dass auch Pflanzen als Proteinquelle infrage kommen. Aber was ist mit der Qualität? Kann pflanzliches Eiweiß mit tierischem Eiweiß mithalten? Dafür muss man sich erst einmal genauer anschauen, was Eiweiß eigentlich ist.

Alle Proteine, egal welchen Ursprungs, setzen sich aus Aminosäureketten zusammen. Aminosäuren sind organische Verbindungen und sozusagen die Bausteine, aus denen wiederum Proteine gebaut werden. Es gibt essenzielle und nichtessenzielle Aminosäuren. Der Unterschied liegt darin, dass die essenziellen Aminosäuren nicht selbst von unserem Körper produziert werden können, sondern über die Nahrung aufgenommen werden müssen. Zusammengesetzt zu Proteinen, erfüllen die Aminosäuren verschiedene Funktionen im Körper – nicht nur beim Muskelaufbau. Auch viele Rezeptoren, Hormone, Enzyme und Antikörper gehören zu den Eiweißen. In unseren verschiedenen Nahrungsquellen sind unterschiedliche Aminosäuren in unterschiedlicher Menge vorhanden. Wichtig in Bezug auf eine pflanzliche Ernährung ist zu wissen, dass *alle* essenziellen Aminosäuren in Pflanzen vorkommen, allerdings nicht alle in einer Pflanze, weshalb es für Veganer wichtig ist, viele verschiedene pflanzliche Lebensmittel als Aminosäurequelle in den Speiseplan einzubauen und zu kombinieren. Es gibt keine einzige essenzielle Aminosäure, die ausschließlich in Fleisch vorkommt. Daher ist es ohne Probleme möglich, mit einer veganen Ernährung alle notwendigen Aminosäuren aufzunehmen.

Ganz so optimistisch wie die Experten in dem Film *The Game Changers* sieht es der Sporternährungsexperte und Diplom-Ökotrophologe Uwe Schröder vom Deutschen Institut für Sporternährung e. V in Bad Nauheim allerdings nicht: »Die Verdaulichkeit

Übersicht Aminosäuren

Essenzielle Aminosäuren	Durchschnittlicher Anteil in Proteinen
Alanin	9,0 %
Arginin (semi)*	4,7 %
Histidin (semi)*	2,1 %
Isoleucin	4,6 %
Leucin	7,5 %
Lysin	7,0 %
Methionin	1,7 %
Phenylalanin	3,5 %
Threonin	6,0 %
Tryptophan	1,1 %
Valin	6,9 %
Nichtessenzielle Aminosäuren	**Durchschnittliche Anteil in Proteinen**
Aspargin	4,4 %
Asparginsäure	5,5 %
Cystein	2,8 %
Glutamin	3,9 %
Glutaminsäure	6,2 %
Glycin	7,5 %
Prolin	4,6 %
Serin	7,1 %
Tyrosin	3,5 %
**Semi bedeutet, dass diese Aminosäuren im Säuglingsalter noch nicht selbst gebildet werden können, von Erwachsenen aber schon.*	

(Quelle: Wikipedia)

pflanzlicher Proteine ist deutlich geringer als die von tierischen Produkten. Mit dem PDCAAS und DIAAS lässt sich die Qualität von Proteinen auf der Basis ihrer Verdaulichkeit bewerten. In beiden Messverfahren schneiden tierische Proteine deutlich besser ab als pflanzliche. Unter Berücksichtigung von Nährstofffaktoren wie Phytinsäure und Trypsininhibitoren, die die Aufnahme von Nährstoffen begrenzen, scheint demnach das Molkeprotein dem Sojaprotein in Bezug auf spezielle Faktoren beim Sport und auch in seiner Bedeutung für die Verletzungsprophylaxe überlegen zu sein. Daher sollten Veganer, vor allem beim Krafttraining und beim gezielten Muskelaufbau (Hypertrophie), mehr Protein als Fleischesser zu sich nehmen, um die schlechtere Verdaulichkeit pflanzlicher Quellen zu kompensieren.«

Ohne Probleme bedeutet im Übrigen nicht ohne Aufwand. Wer sich rein pflanzlich ernährt, sollte die Zusammensetzung seines Speiseplans im Blick behalten, um absolut sicherzugehen, dass er auch wirklich alle essenziellen Aminosäuren über sein Essen aufnimmt.

Übrigens enthalten alle Pflanzen alle essenziellen Aminosäuren – allerdings in verschiedener Höhe. Und da wir von manchen Aminosäuren mehr brauchen als von anderen, ist die Kombination verschiedener pflanzlicher Proteinquellen unabdingbar.

Was den Aufbau von Muskelmasse angeht, zeigt der Vergleich tierischer und pflanzlicher Proteine, dass die Quelle irrelevant ist, solange ausreichend Aminosäuren aufgenommen werden.

Studien zeigen also, dass pflanzliches Protein genauso hochwertig ist wie tierisches Protein und dass es für Sportler keinen Unterschied macht, aus welcher Quelle sie ihre Eiweiße beziehen. Entscheidend ist, dass mit der Ernährung ausreichend Protein zugeführt wird und dass die Lebensmittel alle essenziellen Aminosäuren in der notwendigen Menge enthalten.

Pflanzliche und tierische Proteinquellen im Vergleich*

Tierische Nahrungsmittel	Proteingehalt je 100 g
Rindfleisch (Filet/Steak)	25,9 g
Putenbrust (gebacken)	32,6 g
Eier (gekocht)	11,8 g
Quark	13,5 g
Milch	3 g
Pflanzliche Nahrungsmittel	**Proteingehalt je 100 g**
Sojabohnen (gekocht)	15 g
Linsen (reif, getrocknet, gekocht)	10,6 g
Mandelmus pur	15,1 g
Grüne Erbsen (gegart)	6,8 g
Kidneybohnen (getrocknet, gekocht)	9,6 g
Tofu	15,5 g
Blattspinat (gekocht)	2,8 g

** Werte lt. Bundeslebensmittelschlüssel des Ministeriums für Ernährung und Landwirtschaft*

Die biologische Wertigkeit von Eiweiß

Wer sich mit Ernährung und der richtigen Menge der täglichen Proteinzufuhr auseinandersetzt, wird irgendwann über den Begriff der biologischen Wertigkeit von Eiweiß stolpern. Was ist damit gemeint?

Die biologische Wertigkeit ist eine Maßeinheit, die angibt, wie gut die Proteine aus der Nahrung vom Körper in körpereigene Proteine umgewandelt werden können.

Den Richtwert bildet dabei das Hühnerei mit einer biologischen Wertigkeit von 100. Dieser Wert wurde übrigens willkürlich gesetzt, weshalb immer wieder Zweifel an der Genauigkeit der biologischen Wertigkeit von Proteinen aufkommen. Wir lassen den Wert, auch wenn es kein veganer Wert ist, trotzdem einmal so stehen. Wird ein zugeführtes Nahrungsprotein vom Körper besser verwertet als Hühnerei, so hat es eine höhere biologische Wertigkeit als 100. Wird es schlechter verwertet, liegt die Wertigkeit unter 100.

Wie wird die biologische Wertigkeit von Nahrungsproteinen berechnet?

Die biologische Wertigkeit wird auf eine für Veganer eigentlich nicht akzeptable Weise ermittelt, nämlich mittels Tierversuchen. Die biologische Wertigkeit berechnet sich dann nach dieser Formel: Menge des Stickstoffs, der im Körper verbleibt, geteilt durch die Menge Stickstoff, die durch die Nahrung aufgenommen wurde. Das Ergebnis wird mit der Zahl 100 multipliziert.

Welche Lebensmittel haben welche biologische Wertigkeit?

Um sich ein besseres Bild von der biologischen Wertigkeit pflanzlicher Proteinquellen machen zu können, folgt zunächst eine kurze Tabelle mit tierischen Lebensmitteln, auch wenn diese im Ernährungsplan von veganen Sportlern natürlich keine Rolle spielen.

Tierisches Nahrungsmittel	Biologische Wertigkeit
Vollei	100
Thunfisch	92
Rindfleisch	84
Milch	82

Tierisches Nahrungsmittel	Biologische Wertigkeit
Magerquark	81
Geflügel	80
Erbsen	59

Pflanzliches Nahrungsmittel	Biologische Wertigkeit
Soja	84
Reis	83
Quinoa	82
Kartoffeln	76
Mais	74
Haferflocken	60
Linsen	60
Erbsen	59

Die biologische Wertigkeit von Nahrungsmitteln steigern

Die biologische Wertigkeit der einzelnen Lebensmittel lässt sich durch die Kombination verschiedener Lebensmittel steigern. Wobei sich die jeweilige Wertigkeit nicht einfach addiert, sondern mittels Formeln und Versuchen ermittelt werden muss. Hier die Werte einiger pflanzlichen Kombinationen:

Nahrungsmittel 1	Nahrungsmittel 2	Biologische Wertigkeit
Soja (55 %)	Reis (45 %)	111
Soja (45 %)	Kartoffeln (55 %)	103
Soja (75 %)	Weizen (25 %)	103
Bohnen (51 %)	Mais (49 %)	99

Biologische Wertigkeit – mit Vorsicht zu genießen

Eine hohe biologische Wertigkeit sagt nichts über die Qualität eines Lebensmittels aus. Für eine gesunde und leistungsmaximierende Leistung ist es aber wichtig, sich insgesamt hochwertig zu ernähren. Das heißt: Ein Nahrungsmittel sollte nicht nur eine hohe biologische Wertigkeit haben, sondern auch einen hohen Gehalt an Vitaminen und Mineralstoffen. Nur so wird unser Körper umfassend mit allem versorgt, was er für seine Höchstleistungen braucht.

Außerdem kann der Körper nicht alle Nahrungsmittel gleich gut verarbeiten und verwerten. Dies sollte man bei der Auswahl seiner Proteinquelle ebenso beachten wie deren biologische Wertigkeit.

4
Vegane Spitzensportler

Wie verbreitet ist vegane Ernährung im Profisport? Weiter, als man denkt. Allerdings fallen den meisten Sportfans, die sich nicht explizit mit Ernährung oder gar veganer Ernährung auseinandergesetzt haben, vermutlich nicht viele Namen ein. Es gibt nur wenige Profisportler, die das Thema Veganismus öffentlich groß zur Schau stellen. In den meisten Fällen geht es bei den kurzen Interviews in Sportsendungen sowieso nicht um Ernährung. Vielleicht hat der eine oder andere schon einmal gehört, dass der Profirennfahrer und fünffache Formel-1-Weltmeister Lewis Hamilton Veganer ist. Auf seinem Instagram-Account gibt er regelmäßig Einblicke in seine vegane Ernährung und bezieht Stellung, warum er diese für wichtig und ausschlaggebend für seinen Erfolg hält. Ein weiterer großer Name ist die Weltklasse-Tennisspielerin Venus Williams. Nach der Diagnose einer Autoimmunerkrankung stellte sie ihre Ernährung auf roh-vegan um und fühlt sich damit besser als je zuvor.

Internationale vegane Profisportler: *The Game Changers* stellt eine Auswahl vor

Natürlich kommen im Film *The Game Changers* auch Lewis Hamilton und Venus Williams zu Wort. Aber sie sind nicht die einzigen internationalen Sportprofis, die dort von ihren Leistungen und Erfahrungen mit pflanzlicher Kost erzählen.

Scott Jurek, amerikanischer Ultraläufer

In seiner aktiven Zeit gehörte Scott Jurek zu den erfolgreichsten Ultramarathonläufern. Er gewann den Hardrock Hundred, zweimal den Badwater Ultramarathon, dreimal den Sparthalon und sechsmal den Western States 100 Mile Endurance Run. Dies sind nur einige seiner sportlichen Spitzenleistungen, und bei allen ging er als veganer Sportler an den Start. Für einen Ultraläufer ist die richtige Ernährung im Sport besonders wichtig, da die nötige Leistung so extrem ist, dass die Sportprofis auch während des Wettkampfes essen müssen, um ihrem Körper erstens genug Energie zuzuführen und zweitens bereits innerhalb der Anstrengung einen Regenerationsprozess am Laufen zu halten. Teilweise lief Jurek Langstreckenrekorde mit Verletzungen. Nach eigenen Aussagen war ihm das nur möglich, weil er mit seiner Ernährung während des Laufens gezielt auf seine körperliche Gesundheit einwirken konnte.

Morgan Mitchell, zweifache australische Meisterin über 400 Meter

Auch die australische Sprinterin Morgan Mitchell bestätigt im Film, dass sie nur dank ihrer Ernährungsumstellung auf vegan die Spitzenleistungen abrufen konnte, die sie zur zweifachen australischen Meisterin über 400 Meter gemacht haben. Dank der pflanzlichen Ernährung fühlte sie sich energetischer denn je, und auch ihre Eisen- und B_{12}-Werte waren zu jeder Zeit top.

Dotsie Bausch, achtfache US-Meisterin im Radrennen

Der Radrennsport gehört zu den körperlich am meisten fordernden Sportarten. Dotsie Bausch beschreibt in *The Game Changers,* welche unglaubliche Kraft ihre Beine aufwenden müssen, um ein Bahnrad in Schwung zu bringen, und welche Anstrengung es kostet, die hohe Geschwindigkeit auf der Bahn dauerhaft zu halten. Vor allem bedeutet dieser Sport eine extreme Beanspruchung der Beinmuskulatur.

Dafür trainiert Dotsie Bausch an sechs Tagen in der Woche auf dem Rad oder im Fitnessstudio. Ihre Ernährungsumstellung auf pflanzliche Kost steigerte ihr Leistungsvermögen nach eigenen Aussagen, obwohl sie der Sache zuerst skeptisch gegenüberstand. Doch statt in ihrer Leistung abzufallen, wurde Dotsie zu »einer Maschine«. Die vegane Ernährung ist ihrer eigenen Aussage nach mit ein Grund, dass sie mit 39,5 Jahren die älteste Sportlerin in ihrer Sportart war, die jemals auf dem Olympiatreppchen stand. Auch bei den Männern gab es im Bahnradfahren nie einen älteren Olympiasieger.

Wer jetzt denkt, dass dies ja alles nur Ausdauersportler seien, die zwar kräftige Beinmuskulatur brauchen, aber eben doch nicht die gleiche Muskelmasse wie ein Kraftsportler, dem zeigt der Dokumentarfilm, dass es kein Fleisch bzw. tierische Produkte braucht, um so richtig stark zu werden. So stark wie der stärkste Mann Deutschlands zum Beispiel.

Patrik Baboumian, stärkster Mann Deutschlands 2011

Nur mit Fleisch werden Muskeln richtig stark? Das Gegenteil beweist der deutsche Kraftsportler Patrik Baboumian. Bereits als Vegetarier sicherte er sich sämtliche Titel im Bereich Strongman und wurde 2011 sogar stärkster Mann Deutschlands. Im selben Jahr stellte er seine Ernährung weiter um und ist seitdem vegan. Er ist einer der bekanntesten veganen Sportler und weist auch mit Büchern, in Interviews und in Zusammenarbeit mit Tierrechtsorganisationen wie Peta auf das Thema Fleischverzicht und Veganismus hin.

Wer jetzt denkt, dass er nach seiner Umstellung auf rein pflanzliche Kost an Kraft eingebüßt hat, der irrt. So stellte er 2012 den Rekord im Bierfassstemmen auf, und 2015 gelang ihm ein neuer Weltrekord im Yoke-Walk mit 560 kg über 10 Meter.

Kendrick James Farris, amerikanischer Gewichtheber

Und noch so ein Muskelpaket, das mit reiner Pflanzenpower Starkes leistet. Der gefeierte amerikanische Gewichtheber Kendrick Farris nahm für sein Land zweimal an den Olympischen Spielen teil. Bei der zweiten Teilnahme, bei der er im Training auch den US-Rekord brach, war Farris bereits vegan. Danach gewann er auch die Panam Games und sagt über seinen Wechsel zur pflanzlichen Ernährung: »Mann, das hätte ich schon lange tun sollen.« Entgegen den Befürchtungen vieler Kritiker isst er auch als Veganer nicht nur Gras!

Nate Diaz, MMA-Fighter (Mixed Martial Arts)

Besonderen Eindruck machte der MMA-Fighter Nate Diaz, als er im März 2016 den Fighter Conor »The Notorious« McGregor in einem UFC-196-Kampf schlug. Denn bereits in den wortgewaltigen Pressekonferenzen vor dem Kampf versuchte McGregor Diaz zu schwächen, indem er dessen vegane Ernährung verhöhnte. Auch die Wettbüros gaben Diaz keine großen Gewinnchancen. Aber Diaz siegte! Nach dem verlorenen Kampf waren von McGregor ganz andere Töne zu hören. So sagte er auf einer Pressekonferenz, dass es am Ende ein Ausdauerkampf zwischen den beiden gewesen sei. Im Interview in dem Film *The Game Changers* fügt er noch hinzu, dass er damals neun Tage vor dem Kampf damit begonnen habe, jeden Tag zwei Steaks zu essen. Dies habe ihn am Ende eingeholt. Der Gerechtigkeit halber sollte erwähnt werden, dass McGregor den Revanchekampf im August 2016 gegen Diaz gewann.

Derrick Morgan, NFL-Profi, Linebacker bei den Tennessee Titans

Keine amerikanische Sportdoku ohne einen Footballspieler. Auch in der NFL gibt es vegane Profis, zum Beispiel den Inside Linebacker der Tennessee Titans Derrick Morgan. Der NFL-Profi bestätigt in der Doku, dass American Football eine der verletzungsreichsten Sportarten überhaupt ist – eigentlich verlässt man kein Spiel ohne Blessur. Umso wichtiger ist es, sich nach dem Spiel schnell zu regenerieren und zu erholen. Und genau dabei setzte Derrick Morgan auf die professionelle vegane Küche seiner Frau. Laut eigener Aussage half ihm die vegane Ernährung dabei, sich schneller zu erholen, er hatte weniger Muskelkater und weniger Schwellungen. Um seine persönliche Wahrnehmung zu bestätigen, ließ er sein Blut untersuchen. Das Ergebnis: Sechs Monate nach der Umstellung auf pflanzliche Ernährung hatten sich alle seine Werte verbessert – sein Blutdruck, sein Cholesterinwert und seine Entzündungswerte. Dies war so überzeugend, dass seine Frau in der Folge nicht nur für ihren Mann veganes Essen zubereitete, sondern auch für mehrere seiner Teamkollegen. Die Leistung und die Blutwerte ihres veganen Teamkollegen hatten sie überzeugt.

Vegane Ernährung im Sport – ein neumodischer Hype?

Die vegane Ernährung hat in den letzten Jahren einen extremen Hype erfahren. Sie wurde von vielen Medien gar zur neuen Lifestylediät erklärt – wer hip sein will, isst pflanzlich. Also scheint es nur logisch, dass auf diesen Trendzug auch ein paar Sportler aufspringen. Früher gab es so was nicht! Oder etwa doch? Richtig, auch schon im letzten Jahrhundert gab es erfolgreiche Profisportler, die auf eine vegane oder vegetarische Ernährung setzten.

Bereits 1908, also wirklich sehr lange bevor Veganismus ein Trend wurde, gewann der Brite Emil Voigt Olympisches Gold im 5-Meilen-Lauf. Der Läufer mit deutschen Wurzeln gilt als Vorreiter der vegetarischen Ernährung im Sport.

1920 bis 1928 holte sich der finnische Leichtathlet Paavo Nurmi gleich neun Goldmedaillen und gilt damit bis heute als einer der bedeutendsten Athleten überhaupt. Und Nurmi war, wie soll es anders sein, Vegetarier. Seine fleischlose Ernährung war also ein Teil seines Erfolges. Der andere war neben fleißigem Training und einer guten Physiologie sicher auch, dass er ein Mittel namens Rejuven einnahm – und sogar dafür warb –, das heute als unerlaubtes Anabolikum gelten würde.

Nicht nur auf dem Lande, auch im Wasser kann man als Vegetarier Rekorde brechen und Medaillen einheimsen. Das zeigte der australische Schwimmer Murray Rose, der mit nur 17 Jahren drei Goldmedaillen bei den Olympischen Spielen 1956 in Australien holte. Auch vier Jahre später bei den Spielen in Rom konnte er sich einmal Gold, einmal Silber und einmal Bronze sichern. In Interviews aus der Zeit zeigte er sich überzeugt, dass seine vegetarische Ernährung zu seiner außerordentlichen Leistung beitrage.

Ein weiterer olympischer Goldmedaillengewinner, der sich vegetarisch ernährte, war der amerikanische Hürdenläufer Edwin Moses. Zwischen 1976 und 1988 gewann er zweimal Olympisches Gold, wurde zweimal Weltmeister und stellte viermal einen neuen Weltrekord auf. Seine Karriere beendete er mit einer Bronzemedaille bei den Olympischen Spielen 1988 in Seoul. Edwin Moses war seine gesamte Sportkarriere über ein bekennender Vegetarier.

Und dann kam er: Carl Lewis, Jahrtausendsportler und früher Champion der veganen Ernährung im Leistungssport. Er ernährte sich schon reinpflanzlich als der Begriff »vegan« noch weitestgehend unbekannt war. Sein sportlicher Siegeszug begann 1984 bei den Olympischen Spielen in Los Angeles und war fortan nicht mehr zu stoppen. Dass seine Ernährungsweise der sportlichen Leistung nicht schadete, bewies er mit neun Olympiasiegen und acht Weltmeistertiteln. Mit zehn olympischen Medaillen gehört Lewis bis heute zu den erfolgreichsten Sportlern aller Zeiten. Sein Hallenweltrekord im Weitsprung von 8,79 Meter ist bis heute (2020) unübertroffen.

Deutsche vegane Profisportler: Wer ernährt sich vegan und warum?

Doch nicht nur in anderen Ländern wird mit vegetarischer und veganer Ernährung versucht, die eigene sportliche Leitung weiter zu pushen. Auch in Deutschland gibt es viele Athleten, die sich rein pflanzlich ernähren.

Alyn Camara, vierfacher deutscher Meister im Weitsprung

Der 1,96 m große Leichtathlet hat mit seinen sportlichen Erfolgen bewiesen, dass man auch oder gerade mit einer veganen Ernährung große Leistungssprünge machen kann – im wahrsten Sinne des Wortes. Alyn Camara geht offen mit seiner Ernährung um und hat dazu auch schon einige Interviews gegeben. Dem Onlinemagazin *Vegan Athletes* stellte er seinen veganen Ernährungsplan zur Verfügung und machte auch klar, wie er mit Vorurteilen gegenüber seiner speziellen Ernährungsweise umgeht: »Das Leben ist zu kurz, um sich mit Dingen zu beschäftigen, die einem keine Freude bereiten. Lieber ehrlich und direkt anecken, als unehrlich zu passen.«

Marc Reuther, deutscher Leichtathlet für Langsprint und Mittelstrecke

Auch der Profiathlet Marc Reuther gehört zur Riege der erfolgreichen veganen Sportler. 2018 wurde er deutscher Hallenweltmeister auf 800 Meter, und auch in internationalen Wettkämpfen läuft er seiner Konkurrenz nicht hinterher. Für ihn ist vegane Ernährung nicht nur aus ethischen Gründen eine gute Sache, er ist auch überzeugt, dass eine pflanzenbasierte Ernährung in der richtigen Zusammenstellung die sportliche Leistung weiter pushen kann.

Jacqueline Otchere, deutsche Stabhochspringerin

Die Heidelbergerin begann ihre Leichtathletikkarriere im Sprint und Weitsprung, wechselte später dann aber zum Stabhochsprung, wo sie deutlich bessere Leistungen erzielte. Sie war 2018 deutsche U23-Meisterin, dann deutsche Meisterin und konnte sich innerhalb von nur zwei Jahren von Rang 778 der Weltbestenliste auf Platz 23 im Jahr 2018 vorarbeiten. Sie setzt dabei auf eine vegane Ernährung und tauscht sich dazu auch regelmäßig mit ihren Leichtathletikkollegen Camara und Reuther aus. Der Anteil veganer Sportler im deutschen Profisport ist noch sehr übersichtlich, sodass die Sportler es sehr schätzen, sich gegenseitig zu motivieren und Tipps zu geben.

Unsere Interviewpartnerin Aleksandra Keleman berät noch viele weitere deutsche Sportler bei ihrer veganen Ernährung – und das sind inzwischen viele Athleten aus den verschiedensten Sportarten. Mehr Infos zu den veganen deutschen Profis, die Keleman berät, findest du auf ihrer Webseite superstarformel.de.

5
Ernährung vor, während und nach dem Sport

Für Hobbysportler, die nur zum Spaß an der körperlichen Bewegung und zur Erhaltung und Steigerung ihrer Gesundheit sporteln, spielt es nur eine geringfügige Rolle, wann sie am Tag welche Nahrungsmittel zu sich nehmen. Nur wenn man mit seiner sportlichen Leistung ein bestimmtes Ziel verfolgt, ist es wirklich relevant, wann man was isst. Das kann ein eher »einfaches« Ziel wie die Gewichtsreduktion (bei Hobbysportlern) sein oder aber ein Leistungsziel im Profisport. Im Nachfolgenden geht es um die Empfehlungen für ambitionierte Amateursportler und Profisportler.

Ernährung vor dem Sport

Im Film *The Game Changers* gibt es zum Thema Ernährung vor dem Sport ein eindrucksvolles Experiment von Dr. Robert Vogel, Co-Vorsitzender der NFL-Unterkommission für kardiovaskuläre Gesundheit: das Burrito-Experiment! Dabei bekommen drei Profifootballer der Miami Dolphins, von denen zwei Mischköstler sind und einer Veganer, als erste Mahlzeit des Tages einen Breakfast Burrito, also einen Frühstücksburrito. Die beiden Mischköstler bekommen einen Burrito mit Fleisch und anderen tierischen Protein- und Fettquellen. Der dritte Spieler erhält einen rein pflanzlichen Frühstückssnack.

Nach dem Frühstück wird allen drei Probanden Blut abgenommen. Es soll getestet werden, welchen Einfluss die unmittelbar vorausgegangene Mahlzeit auf die Zusammensetzung des Blutes hat. Dafür wird das abgenommene Blut in einer Zentrifuge geschleudert, sodass sich die verschiedenen Bestandteile des Blutes separieren.

Dr. Vogel will zeigen, dass es einen großen Einfluss auf die sportliche Leistung hat, was man vor dieser Leistung zu sich nimmt. Seiner Meinung nach besteht ein direkter Zusammenhang zwischen der Mahlzeit eines Sportlers und der Endothelfunktion.

Was ist das Endothel, und welche Funktion hat es?

Alle Blutgefäße unseres Herz-Kreislauf-Systems sind mit einer einzelligen Lage von Endothelzellen ausgekleidet. Das Endothel hat dabei eine Vielzahl von Funktionen, u. a. diese:

- Regulierung des Stoffaustauschs zwischen Gewebe und Blut
- Produktion von Substanzen, die für die Regulierung des Blutdrucks zuständig sind
- Beeinflussung der Fließgeschwindigkeit und -fähigkeit des Blutes
- spielt eine Rolle bei der Blutgerinnung
- hat Einfluss auf die Infektionsbekämpfung

Ist die Funktion des Endothels gestört, hat dies immer Auswirkungen auf die körperliche Funktion und Gesundheit.

(Quelle: Wikipedia)

Und wie sieht das Blut der drei Sportler nach dem Zentrifugieren nun aus? Sehr unterschiedlich. Das Blut aller drei Testteilnehmer hat sich unterteilt: Das bernsteinfarbene Blutplasma schwimmt oben, während sich die roten Blutzellen am Boden des Reagenzglases abgesetzt haben. Das ist bei allen drei Probanden gleich. Jedoch ist das Blutplasma der Mischköstler nicht klar, sondern trüb. Laut Dr. Vogel liegt dies an einem erhöhten Fettanteil im Plasma. Das Plasma des Footballers, der den veganen Burrito gegessen hat, ist hingegen klar und intakt.

Am nächsten Tag bekommen alle drei Teilnehmer des Experiments einen rein pflanzlichen Burrito zum Frühstück. Wieder wird das Blut anschließend durch die Zentrifuge gejagt. Mit dem Ergebnis: Dieses Mal ist das Blutplasma bei allen drei Footballspielern wunderbar klar und rein. Die Sportler sind überrascht und schockiert.

Aber wie aussagekräftig ist dieser Test mit nur drei Teilnehmern? Aus wissenschaftlicher Sicht erst einmal gar nicht. Dafür müssten die Zahl der Probanden deutlich erhöht und der Test unter allen Aspekten einer korrekten Versuchsanordnung durchgeführt werden. Dennoch ist das Burrito-Experiment von Dr. Vogel sehr eindrucksvoll und seine Erklärungsansätze durchaus nachvollziehbar.

Da das Endothel den Blutfluss im ganzen Körper kontrolliert, bekommt es mit, welche Organe und Muskeln gerade mit welcher Menge Blut versorgt werden müssen. Unter sportlicher Belastung steigt die benötigte Blutmenge z. B. in Herz, Lunge und natürlich den Muskeln. Durch Ausdehnung und Zusammenziehen kann das Endothel den Blutfluss verlangsamen oder beschleunigen. Ist das Endothel beschädigt, wirkt sich das unmittelbar auf die Blutversorgung aus. Laut Dr. Vogel hemmen tierische Proteine und Fette das Endothel in seiner optimalen Arbeitsweise, und dies bis zu sieben Stunden nach dem Essen.

Vogel erklärt den Footballprofis: »Wenn ihr also Speck und Eier zum Frühstück esst, einen Hamburger zum Mittag und ein Steak zum Abendessen, dann ist das euer Dauerzustand. Euer Blut wird ständig trüb sein. Und eure Leistungsfähigkeit wird vermindert.«

Neben dem plakativen Burrito-Experiment von Dr. Vogel gibt es zahlreiche weitere Studien, die den Einfluss der Ernährung auf das Endothel untersucht haben, auch die einer pflanzlichen. Die Wissenschaft ist sich auf jeden Fall einig, dass unsere Nahrung unser Endothel positiv wie auch negativ beeinflussen kann. Ob sich die Vorteile einer veganen Ernährung auf die Funktionsweise des Endothels im

Zusammenhang mit sportlichen Leistungen einwandfrei beweisen lässt, kommt ein bisschen darauf an, welche Studie oder welchen Experten man zurate zieht.

> **Doping mit Roter Bete**
> Ein pflanzliches Lebensmittel, das laut dem Film ***The Game Changers*** geradezu magische Kräfte für Sportler haben soll, ist Rote Bete. Laut Studien konnten Probanden 22 Prozent länger Rad fahren, wenn sie zuvor den Saft der roten Erdknolle getrunken hatten. Und auch beim Bankdrücken konnten die Teilnehmer bis zu 19 Prozent mehr Gewicht stemme (J Int Soc Sports Nutr. 2018 Jan 5;15:2).

Was essen vor dem Sport?

Leistungssportler haben einen speziell an ihr Training angepassten Ernährungsplan, der oftmals sehr individuell ausgearbeitet ist. Wir können hier nur allgemeine Empfehlungen geben. Wer es für nötig hält, seine Ernährung genau an seine persönlichen Bedürfnisse anzupassen, sollte sich Rat bei einem Experten für Sporternährung suchen.

Allgemein gilt, dass der Körper vor einer »normalen« sportlichen Leistung in der Regel keine besondere Ernährung braucht. Wenn man vor dem Training massiven Hunger verspürt, dann sollte man natürlich etwas essen. Dies spricht aber auch dafür, dass man sich im Verlauf des Tages nicht ausreichend ernährt hat, sonst würde gar nicht erst so ein Heißhungergefühl entstehen.

Viele Sportler greifen vor dem Training zu einem eiweißhaltigen Snack oder Shake, um ihren Muskeln einen Headstart zu geben. Ist das aber wirklich eine gute Idee? Zahlreiche Studien und auch der Experte Dr. James Loomis, der ehemalige Footballmannschaftsarzt der St. Louis Cardinals, der eine World Series und einen Super Bowl begleitete und im Film *The Game Changers* zu Wort kommt, bestätigen, dass die gängige Praxis vieler Sportler, vor der Leistungserbringung besonders viel Eiweiß zu sich zu nehmen, keine gute Idee ist. Loomis nennt als Beispiel die von ihm betreuten Footballer, die zum Pre Game Dinner, also zum Abendessen am Tag vor dem Spiel, meist besonders proteinhaltige Speisen wie Fleisch und Eier konsumieren. Die Sportler glauben, dass Protein ihnen Energie gebe. Aber ist das wirklich so?

Der Körper zieht seine Energie beim Sport zuallererst aus einfachen Kohlenhydraten und greift erst danach auf komplexere Kohlenhydrate zurück, da deren Verarbeitung mehr Energie kostet – und die braucht er ja eigentlich gerade für die sportliche Leistung! Wenn wir statt Kohlenhydraten dann auch noch Protein essen, muss dieses ebenfalls vom Körper erst nutzbar gemacht werden und verbraucht beim Verstoffwechseln zudem eine größere Menge Flüssigkeit. Proteine sind also kein guter Brennstoff. Deshalb sollte man vor dem Sport davon eher wenig essen. Proteine sind nur »Notfallbrennstoff« bei Kohlenhydratmangel. Im Profisport verzehrt in der Regel kein Athlet Protein bewusst als Energielieferant. Wird es im Kraftsport direkt vor dem Training verzehrt, dient es der schnelleren Verfügbarkeit zur Muskelproteinbiosynthese *nach* dem Training, nicht zur Energiebereitstellung.

Bei der Wahl der Lebensmittel, aus denen die Kohlenhydrate und die Proteine in der Mahlzeit vor dem Sport stammen, gibt Diplom-Ökotrophologe Uwe Schröder vom Institut für Sporternährung e. V. in Bad Nauheim einen wichtigen Hinweis: »Aufgrund der Lektine in Lebensmitteln wie Bohnen, Getreide, Nüssen und Kartoffeln sowie der Fermentation von resistenter Stärke und unverdaulichen Kohlenhydraten (in Hafer, Erbsen, Bohnen, Früchten und bestimmten Gemüsen und Linsen) können gerade bei langer sportlicher Aktivität oder bei Aktivitäten mit mehr als 80 % VO2 max. Magen- und Darmbeschwerden provoziert werden. Daher sollten gerade Veganer durchaus auch bei kohlenhydratreichen Mahlzeiten in zeitlicher Nähe zum Sport auf ballaststoffarme Lebensmittel zurückgreifen. Lebensmittel wie Reis, Nudeln und Buchweizen enthalten weniger Ballaststoffe als Hafer, Linsen, Bohnen und Vollkornbrot, stellen aber dennoch einen angemessenen Kohlenhydratanteil sicher.« Deshalb greifen viele vegane Profisportler bei Mahlzeiten vor einem Wettkampf oder einer intensiven Trainingseinheit lieber zu Weißmehlprodukten statt zu Vollkorn. Magenbeschwerden unter körperlicher Belastung sind definitiv nicht leistungsfördernd.

Aber was eignet sich als Snack vor dem Sport, wenn ich wirklich einen brauche? Hier sollte man auf leichte Verdaulichkeit setzen, schließlich fehlt die Energie, die der Körper in die Verdauung stecken muss, beim Training. Denn beim Verdauen fordert der Magen mehr Blut an, um seine Leistung hochzufahren: Blut, das dann an anderer Stelle, z. B. in den Muskeln, fehlt. Dies kann dazu führen, dass unser ganzes System nicht mehr optimal zusammenarbeitet, weil zu viele Prozesse gleichzeitig am Laufen gehalten werden. Die Folge? Zum Beispiel Seitenstechen, Kurzatmigkeit und eventuell sogar Kreislaufprobleme. Alles Dinge, die man während des Sports nicht gebrauchen kann.

Prinzipiell kann man sich merken: Je größer die sportliche Leistung sein soll, die man erbringen will, desto leichter verdaulich sollte der Snack vor dem Sport ausfallen.

Makroverteilung bei Snacks vor dem Sport

Dass die Makroverteilung, also die prozentuale Aufteilung des Essens in Kohlenhydrate, Protein und Fett, für Sportler relevant ist, wurde ja bereits angesprochen. Wie sieht nun aber die optimale Verteilung beim Snack vor dem Sport aus? Hier gibt es drei verschiedene Empfehlungen, je nach geplanter Dauer und Intensität der Sporteinheit. Denn je nach Art des Trainings zieht der Körper verschiedene Energiequellen heran. Wenn es um Ernährungspläne geht, gibt es unendliche viele Quellen und Meinungen. Die nachfolgenden Empfehlungen stammen aus dem Buch *Vegan in Topform* von dem Ausnahmesportler Brendan Brazier, kanadischer Triathlet und veganer Ernährungsberater:

Stufe 1 – hohe Intensität
Erbracht bei sportlichen Leistungen wie kurzen, schnellen Laufrunden, intensivem Workout im Fitnessstudio oder schnellen und bewegungsintensiven Sportarten wie Fußball, Basketball, Tennis, Volleyball u. a.

Snackempfehlung vor dem Sport: Da der Körper bei kurzer, intensiver Beanspruchung am stärksten auf Kohlenhydrate als Energiequelle zurückgreift, sind Nahrungsmittel mit Einfachzucker ein guter Snack vor dem Training. So bekommt der Körper die Energiequelle zur Verfügung gestellt, die er für die sportliche Leistung eh gleich braucht. Dabei wandert der Einfachzucker nach dem Essen direkt in die Leber, wo die Glucose sofort in Energie umgewandelt wird. Das spart dem Körper energieintensive Umwandlungsprozesse, die er bei einer anderen Makroquelle initiieren müsste.

Gut zu wissen: Glucose (wie auch Fructose), sprich Einfachzucker, wird vom Körper sehr schnell verbrannt. Bei intensiver Belastung ist nach ca. 20 Minuten nichts mehr von dem Snack vor dem Sport übrig. Wer keine Reserven hat, muss dann neue Energie nachlegen, und es entsteht die Gefahr einer reaktiven Hypoglykämie (Unterzucker).

Gute Vor-dem-Sport-Nahrungsmittel für Stufe 1: Trockenobst wie Datteln, Feigen und Aprikosen, Fruchtschnitten und frische, süße Früchte wie Banane, Mango, Trauben und reife Birnen und Äpfel.

Stufe 2 – mittlere Intensität

Erbracht bei sportlichen Leistungen wie längeren Laufeinheiten wie Halbmarathon, Triathlon, Rennradfahren, langen, anspruchsvollen Bergwanderungen, generell sportlichen Tätigkeiten, die über einen längeren Zeitraum Energie fordern, aber dafür eine geringere Intensität auf einmal.

Snackempfehlung vor dem Sport: Wer eine längere und dennoch recht intensive sportliche Belastung plant, z. B. einen Marathon, der sollte auf Snacks mit einem hohen Kohlenhydratanteil setzen, z. B. Riegel mit Einfachzucker. Dazu leicht verdauliche Fette und Proteine.

Für Bergwanderungen oder Rennradtouren ist ein Snack mit einer Makroverteilung von 60 Prozent Kohlenhydraten und jeweils 20 Prozent Protein und Fett eine gute Wahl. Beim Ausdauersport ist es wichtig, dass der Körper nicht zu schnell das Glykogen der Muskeln verbrennt, sondern von den Fettreserven zehrt, sonst können die Muskeln geschädigt werden. Bei wirklich lang andauernder sportlicher Leistung ist es zudem empfehlenswert, vor der Belastung auch proteinhaltig zu essen, da dadurch Kohlenhydrate später abgebaut werden.

Stufe 3 – niedrige Intensität

Erbrachte sportliche Leistungen wie Extremläufen über mehrere Tage, 7-Tage-Radrennen oder aber hobbysportliche Freizeitaktivitäten wie Radfahren, Wandern, Spazierengehen sowie alltägliche körperliche Aktivität (Radfahren zur Arbeit, aktives Spielen mit Kind, Hausarbeit etc.).

Snackempfehlung vor dem Sport: Bei wirklich langer körperlicher Belastungen wie Adventure-Läufen oder Radrennen, die sich über mehrere Tage erstrecken (mit maximaler Stundenzahl pro Tag), muss der Körper auf Fett als Energiequelle zugreifen können, da die Glykogenspeicher nach kürzester Zeit aufgebraucht wären. Der Mensch besitzt mehr Fett als Muskeln, und da ein Sportler die Muskeln ja auch noch für die Ausübung seiner sportlichen Tätigkeit braucht, sollten diese nicht während der sportlichen Belastung als Energiequelle verbrannt werden. Interessanterweise besitzen selbst sehr schlanke Menschen (wir sprechen hier von körperlich gesunden Sportlern) genug Fettreserven, auf die sie bei einer solch intensiven sportlichen Belastung zurückgreifen können.

Je trainierter ein Athlet ist, desto eher und länger verbrennt der Körper Fett, bevor er sich über das Glykogen in den Muskeln hermacht. Gute Athleten im Ausdauerbereich haben intramuskuläre Fetteinlagerungen (Triglyceride), die als Energiequelle genutzt werden.

Gute Vor-dem-Sport-Nahrungsmittel für Stufe 3: Vor dem Sport sind hier Mahlzeiten mit komplexen Kohlenhydraten (also kein Einfachzucker wie Glucose, sondern Mehrfachzucker aus z. B Vollkornprodukten), Fett und Protein zu empfehlen. Geeignet hierfür sind Vollkornprodukte wie Nudeln oder Reis in Kombination mit Soßen oder Beilagen, die hochwertige essenzielle Fette und gut verdauliche Proteine enthalten.

Ernährung während des Sports

Ob man während des Sports Nahrung zu sich nehmen muss, hängt von der Intensität und Dauer des Trainings ab. Die meisten Hobbysportler müssen während ihrer Trainingseinheiten nicht essen. Anders sieht es bei längeren Belastungsphasen wie zum Beispiel beim Marathon oder langen Rennradtouren aus. Hier kann es durchaus sinnvoll sein, dem Körper auch während des Trainings neue Energie zuzuführen, um die Glykogenspeicher nicht völlig leer zu brennen.

Wenn man während des Sports isst, dann sollte es auf jeden Fall etwas leicht Verdauliches sein und dem Körper Energie in der Form liefern, die er am schnellsten und unkompliziertesten verwenden kann.

Eine schnelle und einfache Form der Energiequelle während des Trainings oder Wettkampfes sind Sportdrinks. Diese kann man vor der Sporteinheit selber zubereiten, oder man greift auf Pulver zum Anrühren bzw. fertige Drinks zurück. Diese Getränke enthalten wichtige Elektrolyte, die wir beim Sport über den Schweiß verlieren. Bei einem Mangel an Elektrolyten kann es zu Muskelkrämpfen und -verhärtungen führen, die schon manchen Sportler dazu zwangen, Training oder Wettkampf abzubrechen.

Was sind Elektrolyte?

Elektrolyte sind Ionen, also winzige geladene und gelöste Teilchen, die die Verteilung der Flüssigkeit in unserem Körper steuern und unseren Wasserhaushalt organisieren. Sie bestehen aus Mineralien (Salzen, Basen, Säuren). Zu den wichtigsten Elektrolyten in unserem Körper gehören Natrium, Kalium, Kalzium, Magnesium, Eisen, Chlorid, Bikarbonat und Phosphat.

Unser Wasservolumen im Körper wird von den Nieren geregelt, die Elektrolyte ausscheiden oder zurückhalten, je nach Bedarf. Durch körperliche Belastung erhitzt sich der Körper und kommt ins Schwitzen. Dadurch werden zusätzlich Elektrolyte über den Schweiß ausgeschieden. Auch durch das verstärkte Atmen beim Sport verlieren wir Wasser und damit Elektrolyte. Damit sich dieser Verlust nicht negativ bemerkbar macht, muss der Körper regelmäßig mit neuen Elektrolyten versorgt werden – besonders bei Hitze, Krankheit und eben sportlicher Belastung.

Bei einem Elektrolytmangel können sich verschiedene negative Gesundheitssymptome zeigen, wenn dieser über einen längeren Zeitraum besteht. Durch Sport kommt es aber in der Regel eher zu kurzfristigen körperlichen Beeinträchtigungen in Phasen starker Belastung, wie z. B. Muskelkrämpfen (oft bei Langstreckenläufern, Radrennsportlern und Schwimmern) oder Muskelverhärtungen. Hier muss der Mangel direkt in der Akutsituation ausgeglichen werden, um weiterhin Leistung erbringen zu können. Andere sportliche Aktivitäten leeren die Elektrolytspeicher zwar auch, aber nicht so weit, dass der Ausgleich nicht auch durch Essen und Trinken nach dem Sport erfolgen könnte.

Des Weiteren finden sich in den meisten Sportdrinks einfache Kohlenhydrate, die der Körper direkt als Energie nutzen kann. Neben Sportdrinks sind auch Sportgels eine gute Energie- und Elektrolytquelle während des Sports. Zu beiden Produkten sollte man aber nur greifen, wenn man sie für seine sportliche Leistung wirklich braucht, denn sie haben ansonsten keinen großen Wert für den Körper. Außerdem enthalten viele Fertigprodukte – auch die veganen – künstliche Aromen, Farbstoffe und minderwertigen Zucker.

Amateursportler, die während ihres Trainings einen Leistungsabfall oder körperliche Beschwerden feststellen, sollten eine Pause einlegen. Wenn solche Störungen regelmäßig vorkommen, sollten sie einen Arzt konsultieren. Wer spürt, dass er während des Trainings unterzuckert, kann auf schnelle natürliche Energiequellen wie zum Beispiel Bananen oder Traubenzucker zurückgreifen. Beide liefern Einfachzucker als Brennstoff und Elektrolyte. Wer lieber zu einem Fertigprodukt greifen will, der kann auch auf spezielle vegane Sportriegel zurückgreifen oder auch einfache Fruchtschnitten aus dem Supermarkt zu sich nehmen. Letztere sind deutlich günstiger, und viele Fruchtriegel sind genauso gut wie die speziell beworbenen Sportriegel. Fruchtriegel haben außerdem den Vorteil, dass die meisten ohnehin vegan sind und als Brennstoffquelle Fructose und Glucose bieten – die ideale Kombi für schnelle Energie beim Sport.

Ernährung nach dem Sport

Im Gegensatz zu dem, was wir vor oder während des Sports essen, ist das, was wir nach dem Sport zu uns nehmen, für alle Sportler wichtig. Denn die Nahrung, die wir nach dem Training konsumieren, entscheidet mit darüber, ob wir unsere Trainingsziele erreichen. Nach dem Sport nichts zu essen ist auf jeden Fall keine Option. Selbst wenn man abnehmen will, sollte man nach dem Sport etwas essen. Alles andere wäre kontraproduktiv!

Wann soll ich nach dem Sport essen?

Hier kommt es ein bisschen darauf an, wie hart und lange das vorangegangene Training war und auf welchen Experten man hört bzw. welche Studie man zurate zieht. Lange hieß es, dass man unbedingt in den ersten 30 Minuten nach dem Training eine proteinreiche Mahlzeit zu sich nehmen soll, um optimal Muskeln aufzubauen. Man spricht hier vom anabolen Zeitfenster, in dem die Muskeln das durch die Nahrung angebotene Protein angeblich aufsaugen wie ein Schwamm. Während manche Experten an dem kleinen Zeitfenster von 30 Minuten festhalten, sehen andere Wissenschaftler das nicht so eng und meinen herausgefunden zu haben, dass der anabole Zeitraum nach dem Sport eher zwei bis drei Stunden umfasst.

Ideal, auch gerade für Sportarten mit hoher Intensität oder Dauer, ist es, wenn man direkt nach dem Training, also innerhalb des 30-Minuten-Fensters, einen kleinen Post-Workout-Snack zu sich nimmt und spätestens zwei Stunden später eine ordentliche Mahlzeit.

Durch den schnellen Snack bekommt der Körper direkt Energie, die er sofort verarbeiten kann – dank des anabolen Fensters. Dadurch soll angeblich auch eine Verkürzung der Regenerationszeit möglich sein, da der Körper für jetzt dringend notwendige Reparaturen nicht auf körpereigenes Material – im schlimmsten Fall die eigenen Muskeln – angewiesen ist, sondern dieses durch eine externe Quelle bekommt. Die »richtige« Mahlzeit spätestens zwei Stunden nach dem Training liefert dann weitere wichtige Bausteine für die Regeneration und den Muskelaufbau.

Was eignet sich als Post-Workout-Snack?

Schnelle und leicht zu verarbeitende Energie ist genau das, was ein erschöpfter Körper nach dem Training braucht. Deshalb eignen sich Shakes besonders gut, da der Körper keine zusätzliche Energie für die Zerkleinerung des Essens aufwenden muss. Der After-Workout-Drink sollte einfache und komplexe Kohlenhydrate, Elektrolyte und Protein enthalten.

Auch hier kommt es wieder etwas auf die Sportart an, die man betreibt. Kraftsportler pochen mit Sicherheit auf einen proteinreichen Shake. Wer hingegen wirklich an seine Grenzen gegangen ist und seine Glykogenspeicher restlos entleert hat – was bei Bodybuildern eher selten der Fall ist –, der braucht direkt nach dem Training einen Snack, der möglichst kein Fett und keine Ballaststoffe enthält, dafür aber jede Menge Einfachzucker. Auch Protein sollte enthalten sein, aber einen Anteil von maximal 25 Prozent ausmachen, da sich die wichtige Glykogensynthese zur Auffüllung der Glykogenspeicher in den Muskeln verlangsamen würde – und damit die Regenerationszeit insgesamt.

Was ist die beste Mahlzeit nach dem Training?

Etwa zwei bis drei Stunden nach dem Workout sollte dann eine richtige Mahlzeit erfolgen. Diese sollte aus Kohlenhydraten und Protein bestehen. Der jeweilige Anteil der Makronährstoffe ist vom Trainingsziel abhängig. Wer Muskeln aufbauen will, für den eignet sich eine Verteilung von ca. 70 Prozent Kohlenhydraten und 30 Prozent Protein. Beim Ziel der Gewichtsreduktion ist ein etwas höherer Eiweißanteil ideal.

Folgende Lebensmittel eignen sich nach dem Sport als Kohlenhydratlieferant:

- Vollkornprodukte
- Kartoffeln
- Vollkornreis
- Haferflocken
- Hirse
- Süßkartoffeln
- frisches Obst (Banane, Trauben, Ananas, Pfirsich etc.)

Folgende Lebensmittel eignen sich nach dem Sport als Proteinlieferant:

- Linsen
- Kichererbsen
- Bohnen
- Tofu und Tempeh
- Quinoa
- Hanfsamen

Für die erste richtige Mahlzeit nach dem Sport ist es sinnvoll, Nahrungsmittel aus diesen beiden Gruppen miteinander zu kombinieren. Dazu am besten noch frisches Gemüse und gesunde Fettlieferanten (in geringen Mengen) ergänzen.

Folgende Nahrungsmittel runden ein perfektes veganes After-Workout-Meal ab:

- Kerne, Samen und Nüsse wie z. B. Kürbiskerne, Leinsamen, Sesam, Sonnenblumenkerne, Erdnüsse, Cashews etc.
- Blattspinat
- Brokkoli
- Salat (mit möglichst vielen Bitterstoffen)

- Zucchini
- Grünkohl
- Avocado
- Salatgurke
- Paprika
- Tomaten
- Kräuter

Aus diesen drei Nahrungsgruppen lassen sich in vielen verschiedenen Kombinationen schmackhafte und regenerationsfördernde Mahlzeiten für die Phase nach dem Sport zubereiten. Wichtig ist, dass der Fettanteil dabei gering bleibt und die Verteilung der Makros eingehalten wird. Nach Möglichkeit sollten alle Zutaten frisch verarbeitet werden. Wer keinen Platz hat, so viel Obst und Gemüse zu lagern, oder Angst hat, dass die Lebensmittel verderben, kann auch auf Tiefkühlprodukte zurückgreifen. Dies ist in jedem Fall besser, als zu Dosenprodukten zu greifen.

Aleksandra Keleman, vegane Ernährungsberaterin im Profisport, fasst ihre persönlichen Ernährungstipps für die Phase nach dem Training wie folgt zusammen: »Die ideale Ernährung für Ausdauersportler und Kraftsportler nach dem Workout sollte möglichst nährstoffdicht, gut hydriert und leicht verdaulich sein, das bedeutet gekeimte Samen plus Obst plus Kräuter oder gekeimte Samen/fermentierte Samen wie z. B. Tempeh plus Gemüse plus Kräuter.«

Tipp vom Profi: Flüssigmahlzeit

Der kanadische Triathlet Brendan Frazier empfiehlt in seiner veganen Thrive-Diät, nach besonders exzessiven Trainingseinheiten die Mahlzeit nach dem Sport durch eine Flüssigmahlzeit zu ersetzen, da man seinem Körper so die anstrengende Zerkleinerung der

Nahrung abnimmt und er unmittelbar auf die Nährstoffe zugreifen und sie verarbeiten kann. Laut Frazier eignen sich dafür selbst gemachte Vollwertkost-Smoothies (keine fertigen Shakes). Er begründet den Vorteil der Flüssignahrung damit, dass nach dem Sport das Blut sehr schnell durch den Körper zirkuliert, um die Schäden, die durch das Training entstanden sind, schnell zu reparieren. Dabei werden Milchsäuren und andere Abfallprodukte eingesammelt und abtransportiert und neue Nährstoffe verteilt. Wenn man jetzt eine normale Mahlzeit zu sich nimmt, wird für die Verdauung Blut zum Darm abgezogen, um das Essen zu verdauen. Dieses Blut fehlt, so der Triathlet, dann bei den Regenerationsarbeiten im Rest des Körpers. Die Flüssigmahlzeit ist leichter und schneller zu verdauen und kostet den Körper weniger Energie, die er derweil für die Regeneration verwenden kann. Und wie wir schon gelernt haben: Eine möglichst schnelle Regeneration ist ein großer Vorteil für Sportler, da sie dann schneller wieder trainieren können.

6

Vegane Nahrungsmittel mit hohem Nutzen für Sportler

Für vegane Sportler sind die gleichen Nahrungsgruppen relevant wie für nichtvegane Sportler. Die Basics einer gesunden Ernährung und die Wichtigkeit der Makroverteilung haben wir schon angesprochen, gerade bei den Proteinen müssen Veganer allerdings auf andere Eiweißquellen zurückgreifen als ihre omnivoren Kollegen. In der regulären Sporternährung werden für die Proteinversorgung immer Milchprodukte wie Quark oder Shakes auf Whey-(Molke-)Basis empfohlen, dazu meist Eier und mageres Fleisch. Als Omega-3- und Omega-6-Ressource dient Fisch.

Alle diese Nahrungsmittel fallen für Veganer natürlich weg. Genau aus diesem Grund bezweifeln viele Sportler, dass man sich mit einer veganen Ernährung wirklich ausreichend mit Protein und sonstigen wichtigen Nährstoffen versorgen kann. Diese Bedenken werden nicht nur im Film *The Game Changers* widerlegt, sondern auch von unzähligen Studien und Ernährungswissenschaftlern. Wer es dann immer noch nicht glauben mag, muss sich nur die vielen veganen Leistungssportler anschauen, die täglich Spitzenleistungen erbringen, und kommt zwangsläufig zu dem Schluss: Für sportliche Höchstleistungen sind keine tierischen Produkte nötig.

Aber … um als veganer Athlet gut performen zu können, reicht es nicht, einfach Fleisch, Fisch, Eier und Milchprodukte wegzulassen. Das ist nur der erste Schritt. Der zweite Schritt ist noch viel wichtiger für den sportlichen Erfolg: Die Ernährung muss so umgestellt werden, dass der Körper auch bei höchster Beanspruchung mit allen wichtigen Nährstoffen versorgt wird. Dafür reicht es nicht, jeden Tag Nudeln mit Tomatensoße zu essen – was zwar vegan, aber nicht sehr ausgewogen ist. Für vegane Sportler ist es unumgänglich, dass sie sich mit ihrer Ernährung auseinandersetzen. Damit sichert man sich nicht nur eine optimale Nährstoffversorgung, sondern kann, wenn man alles richtig macht, sich sogar einen Vorteil gegenüber den omnivoren Konkurrenten verschaffen. Zumindest sind davon viele vegane Profisportler überzeugt.

Welche Grundnahrungsmittel empfehlen sich für vegane Sportler?

Hier noch eine Liste mit allen Grundnahrungsmitteln, die auf dem Speiseplan veganer Sportler stehen sollten. Tatsächlich sollten sie auf dem Plan aller Sportler, ja aller Menschen stehen.

- grünes Blattgemüse und Salat
- Gemüse und Früchte
- Hülsenfrüchte, Getreide, Pseudogetreide und Sprossen
- Samen, Kerne und Nüsse
- Öle
- Algen und Nährhefe

Um die eigene Ernährung möglichst effektiv zu gestalten, reicht es aber nicht aus zu wissen, welche Grundnahrungsmittel für eine ausgewogene Sportlerernährung nötig sind, sondern es ist nötig, weiter ins Detail zu gehen. Schließlich sind die aufgezählten Nahrungsmittel nur grobe Kategorien, unter die viele verschiedene Produkte fallen – mit unterschiedlich großem Nutzen.

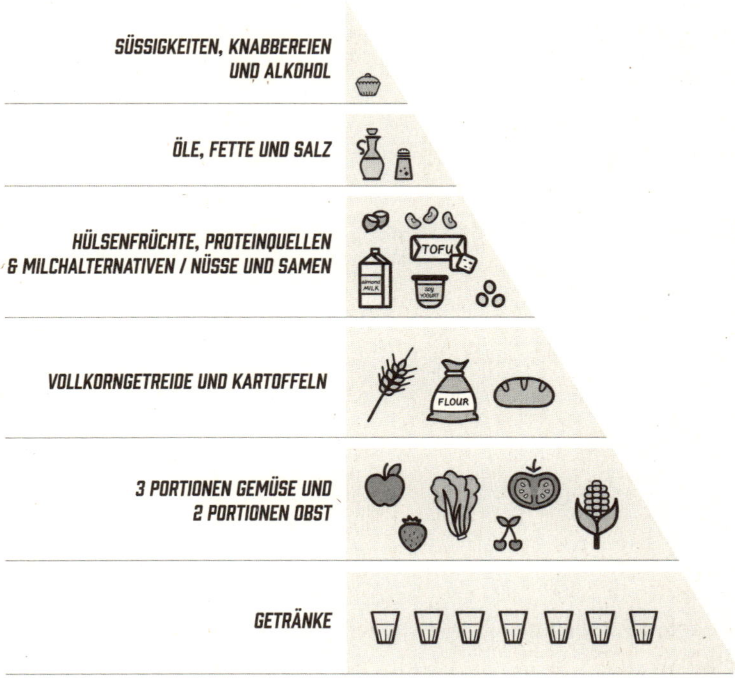

Welche Gemüsesorten gehören auf einen veganen Speisezettel?

Gemüse ist nur ein Sammelbegriff, unter den ziemlich viele pflanzliche Lebensmittel fallen. Es ist generell gesund, möglichst viel Gemüse zu essen, aber je nach Gemüsesorte bekommen wir verschiedene Vitamine, Spurenelemente und sekundäre Pflanzenstoffe.

Grünes Blattgemüse und Salat

Ernährungswissenschaftler empfehlen Veganern schon lange, möglichst viel grünes Blattgemüse zu essen. Der Grund: Dunkelgrünes Blattgemüse enthält viel Eisen, daher die kräftige grüne Färbung, und Chlorophyll.

Was ist Chlorophyll?

Chlorophyll ist für die Grünfärbung der Pflanzen zuständig. Ohne Chlorophyll könnten die Pflanzen keine Fotosynthese betreiben, und wir hätten keinen Sauerstoff zum Atmen.

Warum ist Chlorophyll gesund?

Chlorophyll ähnelt in seiner Struktur Hämoglobin, unserem roten Blutfarbstoff. Deshalb unterstützt das Blattgrün den Sauerstofftransport durch unseren Körper und unterstützt die Bildung neuer Blutzellen und die Blutreinigung. So unterstützt es den Menschen und insbesondere Sportler dabei, dauerhaft leistungsfähig und weniger müde zu sein.

Außerdem fördert Chlorophyll die Aufnahme von Spurenelementen wie Eisen und Magnesium und hat eine antioxidative Wirkung.

Besonders viel Chlorophyll enthalten …

- Blattspinat
- Petersilie
- Grünkohl
- Mangold
- Löwenzahn
- Blattsalat (außer Eisbergsalat)
- Brokkoli
- grüne Bohnen
- grüne Erbsen

Ballaststoffreiches Gemüse und Obst

Ballaststoffe werden meist in Kombination mit Getreide genannt, aber tatsächlich gibt es auch viele ballaststoffreiche Gemüse- und Obstsorten, die durch ihren hohen Ballaststoffgehalt lang anhaltend sättigen und dabei viele wichtige Vitamine mitbringen.

Was sind Ballaststoffe?

Ballaststoffe sind komplett oder in großen Teilen unverdauliche Bestandteile von Nahrungsmitteln. Sie kommen zumeist in pflanzlichen, kohlenhydratreichen Lebensmitteln vor.

Warum sind Ballaststoffe in der Ernährung wichtig?
Ballaststoffe sorgen dafür, dass unsere Nahrung nach dem Kauen und Schlucken länger im Magen verweilt. Dort quellen die Ballaststoffe auf und müssen mit einer ausreichenden Menge Flüssigkeit vermischt werden, um eine Konsistenz zu erreichen, die flüssig genug ist, um den Magen Richtung Darm verlassen zu können. So hat der Magen genug Zeit, alle vorhandenen Vitamine und Spurenelemente aus dem ballaststoffreichen Gemüse zu verwerten. Außerdem sorgt die lange Verweildauer für ein längeres Sättigungsgefühl.

Im Magen wie später auch im Darm binden die Ballaststoffe Wasser an sich, damit der Nahrungsbrei flüssiger wird und besser weiterbewegt werden kann, und erhöhen damit sein Volumen. Im Darm verkürzt sich dadurch aber die Verweildauer, und der Nahrungsbrei wird schneller durchgeschleust. Ballaststoffe binden aber nicht nur Wasser, sondern auch Gifte und unterstützen so deren Ausscheidung aus dem Körper.

Besonders ballaststoffreiche Gemüsesorten sind …

- Bohnen
- Kohl
- Kartoffeln
- Erbsen
- Karotten
- Sellerie
- Zucchini
- Pak Choi
- Rote Bete
- Spargel
- Kürbis

Welche Früchte für vegane Sportler?

Obst macht in der Sportlerernährung zwar einen wichtigen Teil aus, aber der Anteil an Früchten sollte immer geringer sein als der Anteil an Gemüse. Früchte liefern zwar mindestens genauso viele wichtige Vitamine, Spurenelemente und sekundäre Pflanzenstoffe wie Gemüse, aber sie bringen auch einiges mehr an Einfachzucker in Form von Fructose mit. Dieser ist zum Auffüllen der Energiespeicher nach dem Sport ideal, kann ansonsten aber den Stoffwechsel ungünstig beeinflussen, da er den Insulinspiegel in die Höhe schnellen lässt.

- Äpfel
- Birnen
- Papaya
- Mango
- Bananen
- Blaubeeren
- Ananas
- Kiwi
- Beeren
- Melone
- Pflaumen
- Trauben
- Orangen, Mandarinen etc.

Auch Trockenfrüchte haben ihren Platz in der veganen Sportlerernährung, insbesondere als schneller Kohlenhydratlieferant. Die Leber kann die Glucose aus getrockneten Feigen und Datteln sehr schnell in Glykogen umwandeln.

Hülsenfrüchte, Getreide, Pseudogetreide und Sprossen

Hülsenfrüchte sind das Fleisch der Veganer – zumindest wenn es um die Versorgung mit Protein geht. Zu den Hülsenfrüchten gehören alle Bohnen, Erbsen und Linsen, und in jeder dieser Kategorien gibt es zig verschiedene Arten, alle mit einer anderen Nährstoffzusammensetzung und einem anderen Geschmack.

Die Vielfalt, die Hülsenfrüchte auf den Speiseplan bringen, ist einfach unglaublich. Und ihre Nährwerte auch. Denn Hülsenfrüchte sind wahre Kraftpakete und liefern Sportlern genau das, was sie brauchen: das beste Material, um Muskeln und damit mehr Kraft aufzubauen!

Neben viel Eiweiß enthalten Hülsenfrüchte auch noch komplexe Kohlenhydrate, Ballaststoffe, viele Vitamine, Kalzium und Eisen. Insbesondere Erbsen enthalten viele Aminosäuren, B-Vitamine und Kalium – perfekt für eine sporttaugliche Ernährung. Mittlerweile gibt es auf dem Markt auch viele Fleischersatzprodukte aus Erbsenprotein, die selbst Fleischfans geschmacklich überzeugen. Bei diesen Produkten handelt es sich natürlich um hochverarbeitete Lebensmittel, die man nur in Maßen zu sich nehmen sollte. Dennoch sind sie eine gute Sache, um mehr Abwechslung in den Speiseplan zu bringen. Welche Produkte dabei zu wem passen, ist absolute Geschmacksache. Hier muss man sich häufig etwas durchprobieren, bevor man seine Lieblingsprodukte gefunden hat. Wer keine Lust auf solche verarbeiteten Lebensmittel hat, der kann sich vegane Burger-Pattys, Schnitzel, Steaks und Co. aus Hülsenfrüchten auch ganz einfach selber machen. Dauert etwas länger, als ein fertiges Schnitzel aus der Packung in die Pfanne zu hauen, aber dafür weiß man genau, was man auf dem Teller hat.

Welche Hülsenfrüchte sind für vegane Sportler besonders empfehlenswert?

- **Gelbe und grüne Schälerbsen:** Getrocknete Erbsen haben gegenüber frischen Erbsen den Vorteil, dass sie mehr Eiweiß, Ballaststoffe und Kohlenhydrate enthalten. Frische Erbsen bringen dafür einen leichteren und frischeren Geschmack mit – und Vitamine.
- **Rote, gelbe, grüne und braune Linsen:** Geschälte und gespaltene Linsen lassen sich auch ohne langes Einweichen verwenden und sind besonders gut verdaulich. Aus roten Linsen lassen sich schnell und einfach schmackhafte vegane Schnitzel zaubern. Ansonsten eignen sie sich für Bratlinge, Eintöpfe, vegane Bolognesesaucen, Currys etc.
- **Schwarze, weiße und dicke Bohnen, Kidneybohnen, Azukibohnen und Pintobohnen:** Egal ob getrocknet oder aus der Dose, alle Bohnen bringen viel Protein in Kombination mit Kohlenhydraten und Ballaststoffen mit. Geschmacklich und in der Konsistenz unterscheiden sich die Bohnensorten deutlich und können so in verschiedenen Gerichten für viel Abwechslung auf dem Teller sorgen. Ein paar Ideen, was man aus Bohnen machen kann: Chili sin Carne, Burger-Pattys, Bohnensuppe oder -eintopf, Bohnenpaste, Salat etc.
- **Kichererbsen:** Voller Eiweiß und Geschmack, sind die runden Hülsenfrüchte ein wahrer Alleskönner in der veganen Küche. Als Salat, Eintopf, Curry oder Bratlinge sind sie vielseitig zu verarbeiten. Oder einfach als knuspriger Snack aus dem Ofen: ein eiweißreicher Chipsersatz.
- **Sojabohnen:** Diesen unglaublich vielseitig verarbeitbaren und einsetzbaren Bohnen haftet oft ein schlechter Ruf an. Die Behauptung, ihr Anbau zerstöre den Regenwald, ist allerdings falsch. Die Sojabohnen in deutschen Supermärkten kommen zum größten

Teil aus europäischem Anbau, und 80 Prozent des weltweit angebauten Sojas gehen als Futtermittel in die Fleischindustrie. Auch die Annahme, das pflanzliche Östrogen in Soja bringe den Hormonhaushalt durcheinander, lässt sich nicht belegen. Zahlreiche Studien belegen, dass das pflanzliche Östrogen anders vom Körper verarbeitet wird und man in der Regel auch keine so großen Mengen an Soja konsumiert (selbst wenn man täglich Sojaprodukte isst), dass es einen nennenswerten Einfluss auf den Hormonstoffwechsel hat. Besonders bekömmlich sind Sojabohnen in fermentierter Form als Tempeh.

Da Hülsenfrüchte sehr ballaststoffreich sind, sollten sie nach Möglichkeit nicht mit ballaststoffreichem Gemüse oder Getreide kombiniert werden, damit Magen und Darm nicht zu sehr belastet werden. Perfekt ist eine Kombination mit grünem Blattgemüse.

Getreide

Bei Sporternährung denken immer alle zuerst an die Proteinzufuhr, dabei sind die Kohlenhydrate mindestens genauso wichtig, um sportliche Höchstleistung zu erbringen. Es sollte sich aber um »gute« Kohlenhydrate handeln, insbesondere bei den klassischen Mahlzeiten. Bei den Snacks vor und direkt nach dem Sport verhält es sich, wie in Kapitel 5 erklärt, etwas anders.

Aber was sind »gute« Kohlenhydrate? Ernährungswissenschaftler meinen damit in der Regel Kohlenhydrate aus Vollkornprodukten. Diese enthalten mehr Nährstoffe als Weißmehl und andere industriell bearbeitete Getreideprodukte und werden langsamer verstoffwechselt, was für einen möglichst stabilen Insulinspiegel eine Rolle spielt.

Vollkornprodukte enthalten komplexe Kohlenhydrate, viele Ballaststoffe, Eisen, Selen, Magnesium, Zink und B-Vitamine. Und sie enthalten nicht nur Kohlenhydrate, sondern auch, je nach Nahrungsmittel, 6 bis 10 Gramm Protein pro 100 Gramm des verzehrfähigen Produkts.

Auf einen veganen Ernährungsplan für Sportler gehören daher Vollkornbrot, Vollkornnudeln und Vollkornreis. Beim Kauf sollte man darauf achten, dass die Produkte auch wirklich als Vollkorn deklariert sind und nicht nur so aussehen. Oft wird gerade bei Brot mit der Beimischung von Malzsirup eine dunklere Teigfarbe generiert, die das Brot nach Vollkorn aussehen lässt, obwohl es gar keines ist. Ein »echtes« Vollkornbrot muss zu mindestens 90 Prozent aus Vollkornmehl oder Vollkornschrot bestehen. Gleiches gilt bei Pasta – immer bei den Zutaten checken, ob es sich auch wirklich um richtige Vollkornnudeln handelt.

Bei Vollkornreis ist die Sache einfach, dieser ist als solcher deutlich deklariert. Allerdings gibt es hier ein anderes Problem. In den letzten Jahren wurden bei Produkttests, z. B. von Öko-Test, immer wieder starke Belastungen mit anorganischem Arsen und teilweise Mineralöl gefunden. Diese Giftstoffe sitzen zusammen mit den guten Mineralien und Vitaminen in den Randschichten der Reiskörner. Es ist daher ratsam, sich vorab zu informieren, welche Vollkornreissorten bei diesen Tests besser abgeschnitten haben. Zudem sollte man Vollkornreis bzw. Reis generell vor dem Kochen mehrfach mit kaltem Wasser auswaschen, um vorhandene Giftstoffe zu reduzieren. Öko-Test rät außerdem dazu, den Reis in reichlich Salzwasser zu kochen und dieses am Ende wegzugießen, statt den Reis mit der Quellmethode zu garen.

Vegane Einkaufstipps von Profibodybuilder Torre Washington

Auf seiner Webseite *torrewashington.com* hat der Kraftsportler einen Einkaufszettel mit seiner Meinung nach wichtigen pflanzlichen Lebensmitteln für Sportler zusammengestellt. Er enthält …

- Grünkohl
- Spinat
- japanische Süßkartoffeln
- generell Süßkartoffeln
- Butternusskürbis
- grünen Spargel
- Romanasalat
- jede Menge anderes Gemüse, das du magst
- jede Menge Früchte, die du magst
- Haferflocken
- Mandelmilch
- Cashewmilch
- Kokosmilch
- Ezekiel-Brot (benannt nach einer Bibelpassage, enthält kein Mehl, aber jede Menge Keimlinge. Es gibt kein einheitliches Rezept. Ezekiel-Brot ist in den USA aber ein mittlerweile gängiges Produkt)
- glutenfreies Biobrot
- jegliche Sorten an Bohnen und Linsen, die du magst
- Naturtofu
- Seitan-Mix
- Erdnussbutter ohne Zusätze
- Apfelessig
- Cayennepfeffer
- Kurkuma
- Cashewmilch- Eiscreme
- Wasser

Pseudogetreide: Quinoa, Amaranth und Buchweizen

Bei sogenanntem Pseudogetreide handelt es sich um Samen, die teilweise wie Getreide aussehen und verarbeitet werden können. Sie bringen eine komplett andere Zusammensetzung und andere Nährstoffe mit als »richtiges« Getreide. Pseudogetreide ist zum einen immer glutenfrei, was es leichter verdaulich macht. Dieser Punkt ist aber nur wirklich relevant, wenn man eine Intoleranz gegenüber Gluten hat oder unter Zöliakie leidet.

Neben Mineralstoffen und Vitaminen liefern viele Pseudogetreidesorten auch noch nennenswerte Mengen an Proteinen. Folgende Pseudogetreidesorten sollten auf dem Speiseplan veganer Sportler nicht fehlen:

Quinoa

Quinoa, auch Andenreis genannt, stammt ursprünglich aus Südamerika, hat aber in den letzten Jahren auch seinen Weg in europäische Kochtöpfe gefunden. Das liegt an seinem lecker milden und leicht nussigen Geschmack, aber auch an seiner unschlagbar guten Nährstoffzusammensetzung. Quinoa besteht zu etwa 15 Prozent aus Protein und enthält dabei alle essenziellen Aminosäuren. Dazu kommen Lysin, Eisen, Kalium und eine gute Portion B-Vitamine.

Quinoa kann bittere Saponine enthalten, die die Pflanze ursprünglich davor schützen, von Vögeln und Insekten gefressen zu werden. Deshalb gilt für Quinoa das Gleiche wie für Vollkornreis: vor dem Kochen gründlich waschen!

Amaranth

Wie Quinoa stammt auch Amaranth ursprünglich aus Südamerika. Viele kennen es mittlerweile in gepuffter Form aus Müslimischungen. Aber Amaranth kann noch mehr. Es kann auch als Beilage anstelle von Reis gereicht werden. Dazu muss es wie Quinoa und Reis vor dem Kochen gewaschen werden. Es kann zu Bratlingen oder in Suppen verarbeitet werden, und in gepuffter Form bereichert es Frühstückbowls, Müsli oder schmeckt als fertiger Riegel zum Snacken.

Amaranth besteht zu ca. 15 Prozent aus Eiweiß und enthält ebenfalls die Aminosäure Lysin, die wichtig für eine gute Kalziumaufnahme ist. Davon enthält Amaranth praktischerweise auch gleich eine gute Portion (ca. 21 mg pro 100 g). Was noch drinsteckt: Eisen, Kalium, Phosphor, Natrium, Vitamin A, Vitamin C und einige B-Vitamine. Für Sportler besonders interessant ist das enthaltene Magnesium (ca. 308 mg pro 100 g = 88 % der empfohlenen Tagesdosis), da Sportler einen erhöhten Magnesiumbedarf haben.

Buchweizen

In Buchweizen steckt zwar das Wort »Weizen«, dennoch gehört Buchweizen zu den Pseudogetreidesorten und ist deshalb auch glutenfrei. Er eignet sich auch zum Backen, und man kann daraus leckere und gesunde Pfannkuchen machen. Es gibt auch Buchweizenbrot und -nudeln.

Buchweizen enthält acht essenzielle Aminosäuren. Eine davon ist Tryptophan, das für die Produktion des Hormons Serotonin relevant ist. Serotonin ist das sogenannte Glückshormon und sorgt außerdem für einen klaren Kopf – für Sportler im Wettkampf nicht ganz unwichtig. Außerdem enthält Buchweizen Mangan, Kalzium, B-Vitamine und Vitamin E.

Sprossen

Viele von uns kennen Sprossen nur als nette Beigabe zum Salat oder als Teil asiatischer Gerichte. Dabei sind Sprossen wahre Kraftpakete, wenn es um Nährstoffe geht. Und sie liefern reichlich gutes Protein, Kohlenhydrate, Mineralien und Vitamine. Außerdem gibt es sie, je nachdem, aus welchen Samen, Hülsenfrüchten, Nüssen oder Getreidesorten man sie zieht, in schier unendlichen Geschmacksrichtungen, von süß über bitter bis würzig-scharf. Sehr gute Gründe, um Sprossen auf seinen Speiseplan zu setzen. Am gesündesten ist es, wenn man seine Sprossen selber zieht. Das lässt sich mit einfachen Sprossensets ganz bequem und platzsparend zu Hause machen. So hat man immer erntefrische Sprossen zur Hand.

Sprossen sind zwar sehr gesund und nährstoffreich. Da sie aber echte Leichtgewichte sind und man daher in der Regel nur kleine Mengen davon zu sich nimmt, sind sie wirklich nur das i-Tüpfelchen auf einer gesunden Ernährung.

Samen, Kerne und Nüsse

Samen, Kerne und Nüsse liefern unzählig viele wichtige Nährstoffe in der veganen Ernährung. Insbesondere ist ihre Bedeutung für die Versorgung mit Omega-3- und Omega-6-Fettsäuren relevant. Dazu bringen sie noch hochwertiges und sehr gut verwertbares Protein mit, einen hohen Anteil an Mineralien (u. a. Eisen), Kalzium, B-Vitamine und Kalium.

Welche Samen, Kerne und Nüsse sind für eine vegane Ernährung bei Sportlern essenziell?

Leinsamen

Leinsamen liefern wie die meisten Samen, Kerne und Nüsse Omega-6-Fettsäuren. Aber sie sind auch eine der wenigen pflanzlichen Quellen für Omega-3-Fettsäuren (neben Algen). Leinsamen bestehen zu 57 Prozent aus Omega-3-Fettsäuren, die unser Körper aber nur richtig aufnehmen kann, wenn die Samen vor dem Verzehr frisch geschrotet bzw. gemahlen werden. Sonst schleust der Körper die kleinen Kerne einfach durch uns durch, ohne dass es uns gelingt, an diese wichtigen Nährstoffe heranzukommen. Außerdem enthalten Leinsamen viel Kalium, welches beim Sport durch Schwitzen verloren geht. Kalium ist für unseren Flüssigkeitshaushalt wichtig.

Wofür sind Omega-3-Fettsäuren gut?

Ungesättigte Omega-3-Fettsäuren sind für den Körper essenziell, also lebensnotwendig, können von unserem Körper aber nicht selbst produziert werden und müssen somit über die Nahrung aufgenommen werden.

Die Omega-3-Fettsäuren EPA, DHA und Alpha-Linolensäure (ALA) haben Einfluss auf die Hormonbildung, sind Baustoff für Körperzellen, wirken entzündungshemmend (eine besonders wichtige Eigenschaft für Sportler) und blutdruck- und cholesterinsenkend. Außerdem wirken sie sich nachweislich positiv auf die mentale Leistungsfähigkeit aus – ein Punkt, der auch für Profisportler von großer Bedeutung ist. Manchmal entscheiden am Ende nicht Kraft oder Ausdauer über den Sieg, sondern die Nervenstärke. Gut, wenn der Körper also mit ausreichend Omega-3-Fettsäuren versorgt ist.

Hanfsamen

Hanfsamen enthalten alle zehn essenziellen Aminosäuren und sind damit eine der besten pflanzlichen Proteinquellen.

Sesamsamen

Sesam enthält viel Kalzium, den Baustein unserer Knochen und Zähne. Außerdem ist Kalzium für die reibungslose Funktion unserer Muskeln relevant. Da Kalzium über unseren Schweiß verloren geht, ist es für Sportler wichtig, auf eine ausreichende Kalziumzufuhr zu achten. Sesam, z. B. als Paste in Humus verrührt oder als leckeres geröstetes Add-on über Gemüse und Salat, sollte daher einen festen Platz in der veganen Ernährung von Sportler haben.

Kürbiskerne

Kürbiskerne sind nicht nur superlecker, sie haben auch jede Menge Pflanzenpower unter ihrer grünen Schale. Neben mehrfach ungesättigten Omega-6-Fettsäuren enthalten sie reichlich Eisen. Da wir auch Eisen über unseren Schweiß verlieren und dieser Stoff wichtig für die Blutbildung ist, sollten vegane Sportler für einen entsprechenden Ausgleich über die Nahrung sorgen.

Sonnenblumenkerne

Sonnenblumenkerne haben einen hohen Proteingehalt und bringen viel Vitamin E mit. Sie haben außerdem eine entzündungshemmende und cholesterinsenkende Wirkung. Für Menschen, die keine Sojaprodukte oder Gluten vertragen, sind Sonnenblumenkerne eine gute Alternative zur Herstellung von veganem Hackfleisch.

Walnüsse

Walnüsse sehen aus wie Minigehirne. Vielleicht ist das kein Zufall. Die Nüsse wirken sich zahlreichen Studien zufolge positiv auf die Hirnfunktion aus und können daher auch die Konzentrationsfähigkeit von Sportlern optimieren. Außerdem enthalten Walnüsse viel Kalium und B-Vitamine, senken den Cholesterinwert und enthalten Omega-3-Fettsäuren.

Mandeln

Mandeln gehören eigentlich zum Steinobst und sind leichter verdaulich als »echte« Nüsse. Sie stecken voller Vitamin B_2, Mangan, Magnesium, Vitamin E und Antioxidantien.

Cashews

Cashews sind aus der veganen Küche nicht mehr wegzudenken, da sie wirklich vielseitig einsetzbar sind. Sie sind eine wunderbare und dabei auch noch gesunde Grundlage für viele Soßen und Cremes. Cashews enthalten verschiedene B-Vitamine, Vitamin E, Eisen, Zink und Magnesium.

Öle

Öle und Fette sind für uns essenziell, auch wenn wir davon nicht zu viel essen sollten. Fette sind sowohl Geschmacksträger als auch Energielieferanten. Aber Vorsicht: Fette liefern mit 9 kcal pro Gramm zwar doppelt so viel Energie wie Kohlenhydrate und Proteine, aber keine für Sportler besonders effektiv verwertbaren.

Dafür haben Fette eine andere wichtige Funktion. Sie sorgen dafür, dass der Körper die fettlöslichen Vitamine A, D, E und K aufnehmen kann.

Was sind essenzielle Fettsäuren?

Wie bei den Aminosäuren gibt es auch bei den Fettsäuren eine Unterteilung in essenziell und nichtessenziell. Essenzielle Fettsäuren sind dabei die, die für den Körper lebensnotwendig sind, aber von ihm nicht selbst hergestellt werden können. Sprich, sie müssen über die Nahrung aufgenommen werden.

Es gibt zwei essenzielle Fettsäuren:

- Linolsäure, die zu den Omega-6-Fettsäuren gehört
- Alpha-Linolensäure, die zu den Omega-3-Fettsäuren zählt

Aus der Alpha-Linolensäure kann der Körper wiederum zwei semiessenzielle Omega-3-Fettsäuren selber herstellen: Eicosapentaensäure, kurz EPA, und Docosahexaensäure, kurz DHA.

Es gibt noch weitere Omega-3- und Omega-6-Fettsäuren, aber nur diese zwei bzw. vier sind essenziell. Die anderen kann der Körper selber produzieren.

Welche Öle enthalten Linolsäure (Omega-6)?

Um seinen Körper ausreichend mit der essenziellen Fettsäure Linolsäure zu versorgen, kann man Öle aus Distel, Sonnenblumen, Weizenkeimen und Walnüssen verwenden.

Welche Öle enthalten Alpha-Linolensäure (Omega-3)?

Die höchste Menge an Alpha-Linolensäure enthält Leinöl. Es ist auch mit Anreicherung von EPA und DHA erhältlich. Auch Hanföl und Walnüssöl enhalten Alpha-Linolensäure, allerdings in geringeren Mengen. Veganer, die wenig Öl bzw. Leinöl und Leinsamen konsumieren, können eine ausreichende Versorgung mit Alpha-Linolensäure, EPA und DHA auch über Nahrungsergänzungsmittel wie Algenkapseln und Algenöl zu sich nehmen. Dazu mehr im nächsten Kapitel.

Kräuter, Keimling und Hefeflocken

Eine ausgewogene vegane Ernährung wird durch frische Kräuter und Gewürze abgerundet. Diese Zutaten nimmt man in der Regel zwar nur in geringen Mengen zu sich, dennoch bringen sie viele Vitamine und Nährstoffe mit (und natürlich guten Geschmack). So sind Schnittlauch und Petersilie sehr reich an Vitamin C und Eisen und enthalten zudem große Mengen an Kalium, Magnesium und Kalzium.

Die vegane Ernährungsberaterin zahlreicher Profisportler, Aleksandra Keleman, erklärt auf ihrer Webseite superstarformel.de, warum sie Kräuter für die Ernährung von Sportler als essenziell ansieht: »Frische, junge Kräuter (nicht die alten verholzten Blätter nehmen) sind top hydriert, enthalten genau wie Keimlinge wertvolle freie Aminosäuren, die der Körper sofort zur Proteinsynthese nutzen kann. Sie sind extrem nährstoffreich, fördern eine gute Verdauung und enthalten sehr viel Vitamin C, was die Proteinsynthese und Nährstoffaufnahme vieler Mineralien (z. B. Eisen und Zink) zusätzlich begünstigt. Sie gewährleisten, dass der Fruchtzucker langsamer ins Blut übergeht, und sorgen so für anhaltende Sättigung. Optimal für das Spiel! Die stärksten Tiere der Welt essen fast ausschließlich Kräuter.«

Keleman hat noch einen weiteren Ernährungstipp, den ihrer Meinung nach alle veganen Sportler berücksichtigen sollten: die Aufnahme von Keimlingen, also gekeimten Samen, in den Speiseplan – am besten zu jeder Mahlzeit. »Gekeimte Samen sind durch die Keimung top hydriert (Wasser ist unser Hauptnährstoff) und können dadurch viel leichter verdaut werden. Mineralien, die vorher für unsere Verdauung unlöslich durch Phytinsäure gebunden waren, können aufgrund der Keimung aufgenommen werden (z. B. Eisen, Zink, Magnesium, Calcium, Phosphor).

Keimlinge sind in meiner Superstarformel Hauptbestandteil der Nahrung.« Wie man Samen ganz easy keimt, erklärt sie auf ihrer Webseite.

Und Hefeflocken? Würzhefeflocken dienen Veganern zum Würzen und zur Versorgung mit Vitamin B_1, B_2 und B_6 sowie Pantothensäure und Folsäure. Die braunen Flocken, auch Nährhefe oder Edelhefe genannt, haben einen leicht käsigen Geschmack, weshalb sie von Veganern oft als Parmesanersatz oder zum Herstellen veganer Käsesoßen verwendet werden.

Sind Hefeflocken und Glutamat das Gleiche?

Die Antwort lautet ganz klar Nein. Hefeflocken enthalten natürlicherweise Glutaminsäure. Der Geschmacksverstärker Glutamat (E620–625) ist hingegen ein chemisch hergestellter Lebensmittelzusatz, bei dessen Produktion das Salz der Glutaminsäure isoliert und konzentriert wird. Glutamat steht im Verdacht, sich negativ auf die Gesundheit auszuwirken und unser natürliches Essverhalten und Geschmacksempfinden aus dem Gleichgewicht zu bringen.

Hefeflocken und auch der etwas höher dosierte Hefeextrakt zählen zu den natürlichen Geschmacksverstärkern mit einer wesentlich niedrigeren Dosierung der Glutaminsäure. Beide enthalten zudem, im Gegensatz zu Glutamat, viele Vitamine und Nährstoffe.

7

Mikronährstoffe, Supplemente und Superfoods

Vegane Ernährung ohne zusätzliche Einnahme von Pillen und Pülverchen? Unmöglich! Zumindest glauben das viele Ernährungslaien. Aber trifft das wirklich zu? Müssen Veganer ihre Nahrung mit Supplementen ergänzen? Und wenn das »normale« Veganer schon müssen, dann kommen vegane Sportler doch bestimmt nicht ohne ein ganzes Arsenal an Nahrungsergänzungsmitteln aus, oder?

So weit die Theorie bzw. Vorurteile. Schauen wir uns aber lieber die Realität an. Wir haben in den letzten Kapiteln schon viel über vegane Ernährung im Sport gelernt, und allein daraus lässt sich schon schließen, dass vegane Sportler mit der richtigen Ernährung eigentlich bestens versorgt sind – mit allem!

Mit der *richtigen* Ernährung ... genau hier liegt der Knackpunkt! Um eine Unterversorgung bei veganen Leistungssportlern zu verhindern, muss ein wirklich guter Ernährungsplan vorliegen, an den man sich dann natürlich auch noch halten muss. Prinzipiell gilt, dass ein veganer Sportler sich über seine Nahrung mit allem versorgen kann, was sein Körper für sportliche Höchstleistungen braucht. Prinzipiell! Denn je intensiver die körperliche Anstrengung, desto höher auch der Bedarf. Es kann also durchaus sein, dass Profisportler den einen oder anderen Nährstoff supplementieren müssen, um keinen Mangel zu erleiden. Dies sollte aber immer individuell mit einem Bluttest abgeklärt werden.

Das sieht auch der Ernährungsexperte Dr. Nicolai Worm so: »Bei einer sehr guten Planung der Ernährung und entsprechender Verfügbarkeit aller wichtigen Nahrungsmittel wird die Bedarfsdeckung wahrscheinlich ohne Supplemente möglich sein.«

Es gibt nur eine Ausnahme: Vitamin B_{12}! Dieses für unsere Gesundheit und Leistungsfähigkeit unabdingbar wichtige Vitamin muss bei einer rein pflanzlichen Ernährung in der Regel über Supplemente ergänzt werden, da sonst Mangelerscheinungen drohen.

Was müssen Veganer wirklich supplementieren?

Über eine ausgewogene pflanzliche Ernährung nimmt man eine ausreichende Menge an Mineralien, Vitaminen und Spurenelementen auf. Denn diese stecken in Gemüse, Obst, Samen, Kernen, Nüssen und Vollkorngetreide. Was bleibt da noch übrig? Welche Nährstoffe stecken nur in tierischen Lebensmitteln?

Vitamin B_{12}

Vitamin B_{12} ist ein essenzielles Vitamin, unser Körper kann es nicht selber herstellen. Wir müssen es über die Nahrung aufnehmen. Leider kommt dieses wichtige Vitamin nur in geringen Mengen in Pflanzen vor. Nennenswerte Mengen von Vitamin B_{12} findet man nur in Chlorella-Algen, Miso, Hefeflocken und Sauerkraut – alles Lebensmittel, die man in der Regel nicht in allzu großen Mengen isst.

Welche Aufgabe hat Vitamin B_{12}? Das seltene B-Vitamin Cobalamin ist an der Zellteilung und Blutbildung beteiligt und erhält die Struktur unseres Nervensystems. Es hat einen positiven Einfluss auf die Konzentration und den reibungslosen Ablauf der Muskelbewegung – beides wichtige Faktoren beim Sport. Vitamin B_{12} unterstützt außerdem die Bildung roter Blutkörperchen und ist an der Umwandlung von Nahrung in Energie beteiligt. Bei all diesen wichtigen Aufgaben, an denen B_{12} beteiligt ist, kann man sich schon denken, dass ein Mangel einen großen negativen Einfluss auf die sportliche Leistung haben muss. Tatsächlich haben Leistungssportler sogar einen erhöhten Bedarf an Vitamin B_{12}.

Es wird empfohlen, mindestens 6 µg Vitamin B_{12} täglich zu sich zu nehmen. Wer das nicht über seine vegane Ernährung schafft, sollte dieses Vitamin tatsächlich supplementieren. Es gibt zahlreiche hochwertige Präparate, die sicherstellen, dass wir ausreichend mit Vitamin B_{12} versorgt sind.

Dass vegane Sportler ihren Vitamin-B_{12}-Wert immer im Auge behalten sollten, sieht auch Ernährungsexperte Uwe Schröder vom Deutschen Institut für Sporternährung e. V. Bad Nauheim so. Er weist ausdrücklich darauf hin: »Veganer haben ein erhöhtes Risiko für einen Mangel an Vitamin B_{12} (Cobalamin). Dieses Vitamin ist für die schnelle Zellteilung zuständig, daher wichtig für die Regeneration und erhöht bei einer zu geringen Zufuhr das Risiko von Verletzungen bei häufigem Training. Es ist essenziell für die normale Funktion des Nervensystems. Wenn die Konzentration und die Reizleitung vermindert sind, vergrößert sich das Verletzungsrisiko. Zudem kann eine unzureichende Zufuhr zu irreversiblen neurologischen Schäden führen. Daher ist Cobalamin grundsätzlich zu ergänzen. Daten aus der EPIC-Oxford-Kohortenstudie in Großbritannien zeigen, dass ca. 50 % der veganen Teilnehmer einen Vitamin-B_{12}-Mangel aufwiesen. Weitere 21 % der Veganer hatten sehr niedrige Blutspiegel. Oft sind sogar die Supplementationspraktiken unzureichend, da sogar 20 % der Teilnehmer, die ein B_{12}-Präparat konsumiert hatten, zu niedrige Spiegel aufwiesen. Zu bedenken ist hier, dass sich ein Mangel bei Ernährungsumstellung und vorher gut gefüllten Speichern erst nach Jahren manifestieren kann. Leistungssportveganer sollten ihre Serumspiegel an Vitamin B_{12} regelmäßig überwachen lassen. Oft sind im Spitzensport sogar subkutane oder intramuskuläre Injektionen indiziert.«

Kann man Vitamin B_{12} überdosieren?

Lange galt es als erwiesen, dass man wasserlösliche Vitamine wie Vitamin C und Vitamin B_{12} nicht überdosieren kann. Wenn man zu viel davon nehme, werde der Überschuss einfach über den Urin wieder ausgeschieden. Doch mittlerweile gibt es dazu neue medizinische Erkenntnisse, die darauf schließen lassen, dass eine zu hohe Dosis an Vitamin B_{12} möglicherweise nicht folgenlos für die Gesundheit ist. Martin Smollich, Pharmazeut und Leiter der Arbeitsgruppe Pharmakonutrition am Uniklinikum Schleswig-Holstein, hat auf seinem Blog ***Ernaehrungsmedizin.blog*** einen Artikel veröffentlicht, in dem er die neuesten Erkenntnisse der folgenden Studien zusammenfasst: The Journal of Nutrition: Giovannucci et al., 2002; International Journal of Cancer: Sanjoaquin et al. 2005, Jama: Ebbing et al. 2009; Journal of Clinical Oncology: Brasky et al. 2017 und International Journal of Cancer: Fanidi et al. 2018. Alle diese Studien geben Hinweise darauf, dass ein Zuviel an Vitamin B_{12} das Risiko für Lungenkrebs drastisch erhöht.

Bei der Supplementation mit Vitamin-B_{12}-Präparaten verdoppelt sich das Lungenkrebsrisiko laut einer Studie (Journal of Clinical Oncology: Brasky et al. 2017) bereits bei einer täglichen Vitamin-B_{12}-Dosis von 55 µg. Für Raucher verdrei- oder vervierfacht sich das Risiko sogar.

Dieser Hinweis ist deshalb wichtig, weil viele Vitamin B_{12}-Präparate hoch dosiert sind und teilweise pro Pille 1000 und mehr µg Vitamin B_{12} enthalten. Allerdings ist auch Fakt, dass der Körper in der Regel nicht die gesamte oral eingenommene Menge absorbiert, sondern nur einen Bruchteil. Um sicherzugehen, sollte man daher vor einer hoch dosierten Vitamin B_{12}-Einnahme seinen Holo-TC-Wert beim Arzt checken lassen, auch wenn man diesen Test in der Regel selber zahlen muss.

Eisen

Eisen kommt durchaus in Pflanzen, besonders in grünem Blattgemüse, vor und wird auch bei einer veganen Ernährung über das Essen aufgenommen. Die Eisenaufnahme im Körper wird durch den gleichzeitigen Konsum vom Vitamin C optimiert. Dennoch kann es bei einem veganen Speiseplan zu einer Unterversorgung mit dem wichtigen Mineral kommen. Damit dies nicht geschieht, rät der Diplom-Ökotrophologe Uwe Schröder veganen Sportlern, auf eine ausreichende Eisenversorgung zu achten und den Verzehr von Inhibitoren aus Lebensmitteln wie Tee, Kaffee und Kakao zu reduzieren. Auch weist er darauf hin, dass es wichtig ist, die eisenhaltigen Lebensmittel zusammen mit Vitamin-C-haltigen Nahrungsmitteln zu konsumieren, um die Absorption zu verbessern. Außerdem empfiehlt er dringend: »Der Eisenstatus sollte vor allem bei sportiven Veganern stetig überwacht werden und bei Bedarf eine Supplementierung in Erwägung gezogen werden, was die Regel ist im Spitzensport.«

Eisen hat die wichtige Funktion, Sauerstoff im Blut zu binden. So wird der Sauerstoff aus der Lunge in die Körperzellen transportiert. Das ist natürlich besonders für Sportler relevant, deren Muskeln in den Armen und Beinen mit ausreichend Sauerstoff versorgt werden müssen. Des Weiteren wird Eisen auch für die optimale Funktion des Stoffwechsels und des Kreislaufs benötigt. Ein Mangel kann sich also negativ auf die sportliche Leistung und am Ende auf die gesamte Gesundheit auswirken.

Wie ein Eisenmangel bei einer veganen Ernährung zustande kommen und welche Auswirkungen er haben kann, erklärt der Diplom-Ökotrophologe Uwe Schröder: »Vegetarier und Veganer scheinen aufgrund einer an Vollkornprodukten und Hülsenfrüchten reichen Ernährung ähnlich viel Eisen wie Omnivore zu konsumieren. Die problematische Bioverfügbarkeit von pflanzlichem Eisen kann jedoch dazu führen, dass vegane Sportler dennoch oft defizitär sind. Veganer nehmen üblicherweise mehr Inhibitoren wie das Polyphenol Tannin (in Kaffee, Tee und Kakao) und Phytate (in Vollkornprodukten und Hülsenfrüchten) auf, die die resorbierte Menge an Nahrungseisen reduzieren. Veganer haben daher im Durchschnitt geringere Eisenspeicher, vegane Sportlerinnen sind anfälliger für Eisenmangelanämien. Diese führen zur Abnahme der roten Blutkörperchen und des Hämoglobins, was zu Symptomen wie Müdigkeit und Ermüdung mit erhöhtem Verletzungsrisiko beim Sport führt. Eisenmangel ohne Anämie reduziert bereits die Ausdauerleistung, erhöht den Energieverbrauch und die Anpassung an Ausdauertraining bei Sportlerinnen.« Das klingt erst mal nicht so gut. Aber Schröder gibt aus seiner Praxis Entwarnung: »Allgemein scheinen Vegetarier und Veganer aber trotz verringerter Eisenabsorption keine gesundheitsbeeinträchtigenden Faktoren aufzuweisen.«

Da ein Zuviel an Eisen aber auch nicht gesund ist und vom Körper nicht so einfach abgebaut wird, sollte man zunächst versuchen, seinen Eisenbedarf über die Nahrung zu decken – hier ist es kaum möglich, Eisen überzudosieren. Sollte Verdacht auf einen Eisenmangel bestehen, ist ein Bluttest beim Arzt fällig und im Bedarfsfall eine medizinisch abgestimmte Supplementation. Wer ohne notwendige Indikation zu Eisenpräparaten greift – auch zu solchen, die im Handel frei erhältlich sind –, schadet seiner Gesundheit im Zweifelsfall mehr, als dass er ihr Gutes tut.

Zink

Zink ist ein wichtiger Bestandteil von Enzymen und an sehr vielen Stoffwechselprozessen, der DNA-Stabilisierung und Genexpression beteiligt. Das Mineral mischt beim Zellwachstum, bei der Zellreparatur und dem Proteinmetabolismus mit und spielt damit eine bedeutende Rolle beim Thema Verletzungsanfälligkeit. Daher ist eine ausreichende Zinkversorgung für Sportler überaus wichtig.

Ähnlich wie beim Eisen wird Zink aus pflanzlichen Quellen etwas schlechter aufgenommen. Laut Uwe Schröder vom Deutschen Institut für Sporternährung e. V. »scheint sich der Körper zwar an eine geringere Zinkaufnahme anzupassen, indem er Verluste reduziert und die Absorption erhöht, dennoch sind Veganer oft defizitär«. Er führt weiter aus: »Wir haben dazu eine Studie mit Sportlerinnen durchgeführt, die zeigen konnte, dass beim intensiven Sport die Zinkausscheidung steigt und damit das Risiko für leistungsorientierte Sportler, vor allem wenn sie vegan leben, deutlich vergrößert ist.«

Als gute vegane Zinkquellen gelten Bohnen, Vollkornprodukte, Nüsse und Samen. Doch diese enthalten zeitgleich auch Phytat, das die Resorption hemmt. Dies muss bei der Berechnung der Zinkmenge, die man über seinen Ernährungsplan aufnehmen will, berücksichtigt werden. Eventuell muss mehr Zink konsumiert werden, damit eine ausreichende Menge im System ankommt. Durch Einweichen und Fermentation kann die Absorption und damit die Zinkversorgung verbessert werden. Laut Uwe Schröder sollten Veganer mindestens 16 mg pro Tag und Veganerinnen 12 mg Zink pro Tag aufnehmen.

Und noch ein wichtiger Zusatzhinweis vom Sporternährungsberater Schröder: »Da Interaktionen mit anderen Mineralstoffen bei der Substitution von Zink wahrscheinlich sind, sind Multimineralstoffpräparate nicht für eine Zinkergänzung bei definiertem Zinkmangel geeignet.«

Kalzium

Kalzium ist nicht nur wichtig für gesunde Zähne, sondern auch besonders für Sportler ein relevantes Mineral, mit dem sie ausreichend versorgt sein sollten. Eine vegane Diät kann zu einer niedrigen Kalziumzufuhr führen, was wiederum ein erhöhtes Frakturrisiko birgt. Und Knochenbrüche sind für Profis fatal, da sie in der Regel eine mehrwöchige bis mehrmonatige Trainingspause bedeuten.

Besonders bei Nachwuchssportlern im Kinder- und Jugendalter ist die Aufnahme von zu wenig Kalzium ein Problem, da aufgrund der noch andauernden Knochenentwicklung ein erhöhter Kalziumbedarf besteht.

Kalzium ist im Körper neben der Knochenstabilität und Zahngesundheit auch für die Blutgerinnung, die Nervenübertragung, Muskelstimulation und den Vitamin-D-Metabolismus mit verantwortlich. Beim Schwitzen, das bei anstrengenden Trainingseinheiten ja sehr intensiv und länger andauernd auftritt, verliert der Körper relevante Mengen an Kalzium über den Schweiß. Deshalb ist es für alle Sportler wichtig, auf ihre Kalziumzufuhr zu achten. Bei einer veganen Ernährung sind Bohnen, Hülsenfrüchte und grünes Gemüse eine gute pflanzliche Kalziumquelle. Brokkoli und Grünkohl sind besonders reich an Kalzium und sollten daher vermehrt auf dem Speiseplan veganer Sportler stehen. Sporternährungsexperte Uwe Schröder hat noch einen weiteren wichtigen Hinweis: »Grünes Gemüse wie Spinat und Rucola enthalten jedoch Oxalat, das die Kalziumabsorption behindert. Vegane Leistungssportler sollten daher Pflanzen wählen, die niedrige Oxalatwerte aufweisen. Oft werden mit Kalzium angereicherte Lebensmittel verwendet, wie Sojadrinks und Fruchtsäfte. Sie liefern leicht absorbierbare Formen des Kalziums.«

Jod

Jod kommt in unserer Ernährung nur in geringen Mengen vor, und unser Körper braucht auch nur eine geringe Menge davon. Deshalb spricht man bei Jod auch von einem Spurenelement. Trotzdem ist die Versorgung mit ausreichend Jod für die Gesundheit wichtig und für Sportler zudem auch leistungsrelevant. Mischköstler decken ihren Jodbedarf meist über Fisch, der in einer veganen Diät natürlich tabu ist. Viele Veganer supplementieren Jod daher über die Einnahme von Seetang oder Algenprodukten, entweder in ihrem Essen verarbeitet – z. B. kann über fertige Speisen ein Löffel Nori-Flocken gestreut werden – oder in Form von gepressten Tabletten oder Nahrungsergänzungskapseln und -ölen. Hierbei ist allerdings unbedingt darauf zu achten, dass das Jod nicht überdosiert wird, denn eine zu hohe Jodeinnahme ist wiederum schädlich für die Gesundheit. Insbesondere wenn man seine Speisen zusätzlich mit Jodsalz würzt, sollte man die Einnahme von Jodsupplementen genau berechnen.

Der Diplom-Ökotrophologe Uwe Schröder weist außerdem darauf hin, dass in Kreuzblütlern wie Kohl, Blumenkohl und Steckrüben Goitrogene enthalten sind. Sie vermindern die Jodverwertung und können die Schilddrüsenfunktion beeinträchtigen, wenn sie in großen Mengen konsumiert werden. Rohkostveganer sollten daher versuchen, den Verzehr roher goitrogener Lebensmittel zu begrenzen. Die Verwendung von Jodsalz sieht Schröder dagegen unkritisch und empfiehlt sie sogar explizit für Veganer. Wer sich jedoch nicht nur vegan, sondern auch ökologisch ernährt, also hauptsächlich oder ausschließlich mit Produkten aus dem Bioladen, der wird es schwer haben, jodiertes Speisesalz zu finden. Biospeisesalz ist in der Regel unjodiert. Wer hier nicht auf ein Standardprodukt mit Jodzugabe ausweichen will, sollte dies in seiner täglichen Bedarfsrechnung berücksichtigen und gegebenenfalls entsprechend supplementieren.

Vitamin D

Vitamin D ist ein besonderes Vitamin. Es wird nämlich fast ausschließlich vom Körper selbst produziert, allerdings nicht über Nahrungsbausteine, sondern über die Aufnahme von Sonnenlicht durch die Haut. Nur so kann unser Körper Vitamin D produzieren. Deshalb leiden nicht nur viele Veganer unter Vitamin-D-Mangel, sondern generell viele Menschen – vor allem in den nicht so sehr von der Sonne geküssten Ländern der Welt.

Vitamin D unterstützt die Aufnahme von Kalzium und ist für den Aufbau und die Gesundheit der Knochen mitverantwortlich. Auch für reibungslose Muskelkontraktionen ist Vitamin D wichtig.

Supplementiert werden sollte nach Möglichkeit immer Vitamin D_3, das den Vitamin-D-Wert im Blut deutlich höher ansteigen lässt als

Vitamin D_2. Allerdings muss man bei Vitamin-D_3-Produkten sehr genau darauf achten, ob sie auch vegan sind, denn das verwendete Vitamin D_3 wird meist aus tierischen Produkten gewonnen. Mittlerweile gibt es aber auch vegane Vitamin-D_3-Supplemente. Veganer lassen sich hierzu am besten in einer Apotheke beraten oder greifen nur zu Vitamin-D_3-Produkten, die ausdrücklich als vegan gekennzeichnet sind.

Was ist der Unterschied zwischen Vitamin D_3 und Vitamin D_2?

Das vom Körper besonders gut verwertbare Vitamin D_3, Cholecalciferol, findet sich fast ausschließlich in tierischen Produkten. Es ist als Nahrungsergänzung weit verbreitet, wird aber auch hier zumeist aus tierischen Quellen wie Fischöl oder Wollwachs (Lanolin) erzeugt. Mittlerweile gibt es aber auch vegane Vitamin-D_3-Präparate, die z. B. Flechten als Quelle benutzen.

Vitamin D_2, Ergocalciferol, hingegen ist »veganfreundlich«, kommt also auch in pflanzlichen Produkten vor, hat aber eine schlechtere Bioverfügbarkeit als Cholecalciferol: Es wird vom Körper weniger gut absorbiert.

Laut Auskunft des Experten Uwe Schröder beeinflusst ein niedriger Vitamin-D-Status die Muskelkraft und den Sauerstoffverbrauch negativ. Eine Supplementierung kann vor Überlastungsschäden schützen und damit das Verletzungsrisiko vermindern.

Zu viel Vitamin D ist aber auf jeden Fall schädlich und sorgt dafür, dass der Kalziumstoffwechsel gestört wird und die inneren Organe geschädigt werden. Deshalb gilt: In den Wintermonaten können Nordeuropäer in der Regel ohne Gefahr Vitamin-D-Präparate zu sich nehmen. Besser ist es jedoch, zuvor seinen Vitamin-D-Status zu checken. Das kann der Hausarzt machen, man kann es aber auch in einem Selbsttest zu Hause untersuchen.

Vitamin D und Vitamin K

Bei einer Vitamin-D-Supplementation wird zumeist auch die Einnahme von Vitamin K empfohlen, insbesondere ab Vitamin-D-Dosierungen von 2.000 I.E. Die zusätzliche Einnahme von Vitamin K kann bei der Einnahme von höheren Vitamin-D_3-Dosen einer Hyperkalzämie vorbeugen. Vor der Einnahme hoch dosierter Vitamin-D_3-Präparate sollte aber ohnehin ein Arzt konsultiert werden, der dann gegebenenfalls auf die gekoppelte Einnahme von Vitamin K_2 hinweist.

Omega-3

Das Thema Omega-3-Fettsäuren wurde ja bereits im vorangegangenen Kapitel angesprochen. Es gibt auf dem Markt zahlreiche vegane Omega-3-Nahrungsmittelergänzungen, die zusätzlich eingenommen werden können. Wer in seiner Küche regelmäßig frisch geschroteten Leinsamen und Leinsamenöl, am besten mit DHA- und EPA-Zusatz, benutzt, sollte seinen Omega-3-Bedarf ohne Probleme über die Nahrung decken können. Wer diese Produkte nicht mag oder nicht ausreichend verwendet, kann zu veganen Nahrungsergänzungsmitteln greifen. Viele der Produkte sind auf Algenbasis. Hier ist aber Vorsicht angezeigt, wenn man an einer Schilddrüsenerkrankung leidet und seine Jodeinnahme reduzieren muss, denn Algen enthalten in der Regel auch viel Jod.

Kreatin

Besonders im Kraftsport ist die zusätzliche Einnahme von Kreatin beliebt – nicht nur bei veganen Sportlern. Aber was ist Kreatin überhaupt genau? Kreatin setzt sich aus den Aminosäuren Arginin, Glycin und Methionin zusammen und wird zum Teil vom Körper selbst produziert. Allerdings nicht in einer so großen Menge, wie Kraftsportler sie brauchen. Der tägliche Kreatinbedarf eines Erwachsenen liegt bei ca. 2 Gramm. Wer intensiven Sport, vor allem Kraftsport, betreibt, braucht täglich mindestens 5 Gramm Kreatin. Über das Essen nehmen omnivore Sportler durch den Konsum von Fleisch und Fisch zusätzlich Kreatin zu sich. Allerdings enthält ein Kilogramm rotes Fleisch nur etwa 2 bis 7 Gramm Kreatin. Um den gesteigerten Bedarf zu decken, müssten selbst nichtvegane Sportler eine ungesund große Menge an Fleisch konsumieren, um ihren Bedarf zu decken. In pflanzlichen Lebensmitteln kommt Kreatin so gut wie gar nicht vor, sodass vegane Kraftsportler ihren erhöhten Bedarf auf jeden Fall durch eine Supplementation decken müssen.

Und wozu braucht der Körper Kreatin? Kreatin versorgt den Körper bei Muskelkontraktionen mit ausreichend Energie. Der chemische Prozess dahinter ist recht kompliziert. Kreatin werden außerdem noch weitere Benefits zugeschrieben: So soll die biochemische Substanz die Gedächtnisleistung steigern, Gelenkknorpel und Knochen aufbauen und bei der Reparatur beschädigter Knochen helfen.

Kreatin wird meist in Form von Kreatinmonohydrat als Nahrungsergänzung konsumiert. Seine leistungssteigernde Wirksamkeit wurde in etlichen Studien nachgewiesen. Daneben gibt es noch Kre-Alkalyn, das die gleiche Wirkung wie Kreatinmonohydrat haben soll. Es hat darüber hinaus einen Vorteil: Es ist für Magen und Darm oftmals verträglicher, da es weniger Kreatinin produziert.

Kreatin und Kreatinin – was ist der Unterschied?

Kreatinin ist ein Abfallprodukt, das beim Abbau von Kreatin im Magen anfällt. Es kann vom Körper nicht verwendet werden. Wenn Sportler große Mengen Kreatinmonohydrat zu sich nehmen, dann entsteht auch viel Kreatinin im Magen, was zu Blähungen, Durchfall und Bauchschmerzen führen kann. Ein Zuviel an Kreatinin kann außerdem die Nieren belasten.

BCAA

BCAA ist ein weiterer Begriff, den man vor allem im Kraftsport häufig hört. BCAA-Supplemente sind **B**ranched **C**hain **A**mino **A**cids, also verzweigtkettige Aminosäuren, die im Körper an verschiedenen Stoffwechselvorgängen mitwirken. Im Detail sind die essenziellen Aminosäuren Leucin, Isoleucin und Valin gemeint. Durch ihre Struktur können diese Aminosäuren vom Körper besonders effektiv verwertet werden und müssen auf dem Weg zu den Muskeln keinen Umweg über die Leber nehmen.

Da es sich um essenzielle Aminosäuren handelt, müssen sie über die Nahrung aufgenommen werden, und hier haben es Veganer schwer, denn BCAA-haltig sind vor allem Eier, Fleisch und Milch. Aber natürlich nicht nur: Auch Hülsenfrüchte, Nüsse und Getreide enthalten diese speziellen Aminosäuren.

BCAA ist besonders für Kraftsportler interessant, weil unsere Muskeln zu 35 Prozent aus verzweigtkettigen Aminosäuren bestehen.

Welche positive Wirkung haben BCAA für Sportler?

Die Aminosäure Leucin trägt maßgeblich zum Aufbau und Erhalt von Muskeln bei und fördert außerdem die Fettverbrennung. Isoleucin regt die Insulinausschüttung an. Klinische Studien haben gezeigt, dass Insulin nach dem Training eine muskelproteinaufbauende Wirkung hat, weshalb es für Kraftsportler von Interesse ist, dass nach dem Sport ausreichend Insulin produziert wird. Isoleucin unterstützt außerdem die Abwehrkräfte und beschleunigt die Wundheilung.

Valin wiederum ist wichtig, da es bei einer Unterversorgung zu Motorikstörungen und Muskelkrämpfen kommen kann. Die Aminosäure ist außerdem am körperlichen Abwehrsystem und an der Fettverbrennung beteiligt.

BCAA-Supplemente werden oft im Kraftsport und besonders für vegan und vegetarisch lebende Sportler empfohlen. Ob sie wirklich nötig sind, hängt von der eigenen Ernährung und den Trainingszielen ab. Wer BCAA supplementieren will, findet im Handel eine große Auswahl an veganen Kapseln, Tabletten, Pülverchen, Ampullen und Drinks. Die Dosierung sollte jeweils auf die individuellen körperlichen Voraussetzungen sowie den Ernährungs- und Trainingsplan angepasst werden. Beim Kauf von BCAA-Präparaten sollte darauf geachtet werden, dass Leucin, Isoleucin und Valin im Verhältnis von 2:1:1 enthalten sind, denn in dieser Zusammensetzung wirken BCAA am besten. Wer eine medizinische Vorgeschichte hat oder regelmäßig Medikamente einnimmt, sollte die Einnahme von BCAA vorab mit seinem Arzt besprechen.

Superfoods

Superfoods klingt doch schon einmal super. So ein bisschen nach dem Zaubertrank bei Asterix und Obelix. Aber braucht man diese Nahrungsmittel mit den angeblichen Superkräften als Leistungssportler wirklich? Richtig ist, dass Nahrungsmittel, die in die Kategorie Superfoods fallen, auffallend viele positive Eigenschaften mitbringen und den Ernährungsplan sicherlich gesundheitsfördernd ergänzen können. Wer sich aber bereits ausgewogen und auf seine Trainingsziele abgestimmt vegan ernährt, erlangt auch mit Superfoods keine weiteren Superkräfte, um noch mehr leisten zu können. Wer es jedoch gerne einmal mit verschiedenen Superfoods auf seinem Speiseplan probieren möchte, kann zu folgenden Nahrungsmitteln greifen:

Acai-Beeren

Wie viele andere Superfoods kommt auch die Acai-Beere ursprünglich aus Südamerika. Die Palmfrüchte enthalten viele Antioxidantien,

Mineralien und Vitamine. Außerdem punkten sie mit einem relativ hohen Gehalt an Protein. Frisch kann man die empfindlichen Beeren in Deutschland selten kaufen, dafür aber als Pulver, mit dem man dann Smoothies oder Frühstücksbowls aufpeppen kann.

Goji-Beeren

Diese Beeren stammen nicht aus Südamerika, sondern aus Asien und sind die Frucht des Bocksdorn. Auch sie haben einen hohen Gehalt an Antioxidantien, Mineralien, Vitaminen und Protein. Außerdem bringen sie jede Menge Kalzium mit, weshalb sie bei Veganern sehr beliebt sind, die ja keine kalziumhaltigen Kuhmilchprodukte konsumieren. Goji-Beeren gibt es zum Snacken (auch mit Schokoladenüberzug) oder als Müsli und Bowl-Zusatz.

Maca

Und wieder zurück nach Südamerika: Von dort stammt das Superfood Maca. Die Maca-Pflanze, auch Peru-Ginseng genannt, stammt ursprünglich aus Peru und wird dort schon seit 2000 Jahren angebaut und verzehrt. Das hierzulande zumeist verwendete Maca-Pulver wird aus den Knollen der Pflanze gewonnen und schmeckt süßlich. Es enthält über 60 Vitalstoffe, natürlich Antioxidantien, Protein, aber auch Omega-3. Maca soll die Vitalität, Kraft und Ausdauer stärken, was bisher aber in keiner wissenschaftlichen Studie bestätigt wurde. Dennoch schwören viele vegane Sportler auf Maca-Pulver zur Leistungssteigerung. Das Pulver kann ins Müsli und Smoothies gerührt oder zum Backen verwendet werden. Fun Fact: Maca enthält den pflanzlichen Stoff Sterol, der dem menschlichen Hormon Testosteron ähnelt, und soll nicht nur die sportliche Leistung fördern, sondern auch die sexuelle.

Ist eine vegane Ernährung für Sportler ohne Supplemente möglich? Ja, aber ...

Die vegane Ernährungsberaterin Aleksandra Keleman erklärt: »Eine vegane Ernährung ist auch ohne Supplemente möglich, wenn gewisse Rahmenbedingungen stimmen wie:

- täglicher Verzehr größerer Mengen ungewaschener Wildkräuter, Gemüse etc. von gesunden Böden mit ausreichender Besiedelung von B_{12} bildenden Bakterien. So nehmen nämlich alle pflanzenfressenden Tiere B_{12} auf, inklusive der Wiederkäuer. B_{12} ist ja ein Problem in unserer sterilen Gesellschaft. Auch Ausnutztiere (inklusive Wiederkäuer) werden systematisch mit B_{12} supplementiert (neben vielen anderen Vitaminen und Mineralien, die in Futterbeimischungen enthalten sein MÜSSEN, siehe dazu die Fütterungsleitsätze der Landesanstalten für Landwirtschaft).
- Leben in einem südlichen Land (ausreichende Vitamin-D-Versorgung auch im Winter).
- Leben in Küstennähe (ausreichende Versorgung mit Jod durch Luft und jodreiche Böden).
- Leben in einem Land mit selenreichen Böden. In den USA und Canada wird Selen beispielsweise den Agrarböden hinzugegeben, in Deutschland nicht. Hier werden nur die Ausnutztiere mit Selen supplementiert, nicht die Böden.«

Da diese Parameter auf keinen Sportler in Deutschland bzw. Nordeuropa zutreffen und selbst in Südeuropa die Böden in der Regel nicht sehr selenreich sind, ist es für vegane Europäer kaum möglich bzw. empfehlenswert, sich ohne Supplemente zu ernähren. Anders sieht es da schon bei unserem Interviewpartner, dem veganen Profibodybuilder Torre Washington aus, der angibt, keine Supplemente zu konsumieren. Er lebt aber auch im sonnigen Florida (womit er Punkt 2, 3 und 4 schon einmal abdeckt). Wie er an die ungewaschenen Wildkräuter bzw. das ungewaschene Gemüse zur ausreichenden Vitamin-B_{12}-Versorgung kommt, wissen wir allerdings auch nicht.

8

Vorteile und Nachteile veganer Ernährung im Sport

In dem Film *The Game Changers* berichten die interviewten Spitzensportler von jeder Menge Vorteilen, die sie durch ihre Ernährungsumstellung auf eine rein pflanzliche Ernährung erlebt haben. Sie wird geradezu als Wundermittel für sportliche Erfolge angepriesen. Und auch die aufgezeigten Studien scheinen der veganen Ernährung einen echten Vorteil gegenüber einer gemischten Kost mit tierischen Produkten zu bescheinigen. Von Nachteilen ist im Film hingegen keine Rede. Der Dokumentation nach bietet eine vegane Ernährung für Profisportler nur Vorteile, sie wird geradezu angepriesen, um ein besserer und leistungsfähigerer Athlet zu werden. Aber kann das sein? Hören wir uns noch einmal ein paar der positiven Stimmen von veganen Sportlern und Sportlerinnen aus *The Game Changers* an.

Während seines ersten Extremwettkampfes nach seiner Umstellung auf vegane Ernährung zweifelte der amerikanische Ultraläufer Scott Jurek noch daran, ob seine Entscheidung, sich nur noch rein vegan zu ernähren, eine gute Idee war. Am Ende gewann er den Ultramarathon Western State 100 Miles Race ohne Probleme. Und nicht nur das: Er siegte bei diesem Rennen insgesamt sieben Mal in Folge. Scott Jurek ist davon überzeugt, dass die vegane Ernährung der Schlüssel zu seinen Erfolgen war und ist.

Auch die australische 400-Meter-Läuferin Morgan Mitchell bemerkte durch die Umstellung auf rein pflanzliche Kost nur Vorteile: Ihr Energielevel steigerte sich enorm, und auch ihre Eisen- und B_{12}-Blutwerte blieben nach der Umstellung gut. Sie war sich sicher, dass sie die richtige Entscheidung getroffen hatte und auf dieser Basis alle Konkurrentinnen auf der Bahn schlagen würde.

Die achtfache US-Meisterin im Bahnradfahren Dotsie Bausch ist eine große Befürworterin ihrer veganen Ernährung. Sie beschreibt ihre körperliche Veränderung durch die Ernährungsumstellung mit drastischen Worten – die rein pflanzliche Kost habe sie »zur Maschine« gemacht. Sie hatte mehr Energie und mehr Kraft als ihre Teamkolleginnen (und Konkurrentinnen) und bemerkte auch eine schnellere Regeneration nach den Trainingseinheiten.

Auch der Strongman Patrik Baboumian sagt aus, dass er nach seiner Umstellung auf eine rein pflanzliche Ernährung 25 Kilogramm Gewicht zugelegt habe. Das klingt sehr überzeugend.

Der Film lässt den Eindruck entstehen, dass eine vegane Ernährung für Profisportler ausschließlich Vorteile hat. Und auch die vegane Ernährungsberaterin vieler deutscher Profisportler, Aleksandra Keleman, bestätigt die positiven Aussagen der Athleten aus dem Film: »Von Leistungssportlern höre und lese ich immer wieder folgende positiven Erlebnisse, die sie dank der Umstellung auf vegane Ernährung gemacht haben: schnellere Regeneration, besserer Schlaf, niedrigerer Körperfettanteil = bessere Definition, besseres Kraft-Gewicht-Verhältnis.«

Aber werden diese Aussagen auch von wissenschaftlichen Untersuchungen gestützt?

Wissenschaftliche Studien zum Leistungsvergleich von Veganern und Nichtveganern im Sport

Die NURMI-Study ist eine internationale und interdisziplinäre vergleichende Laufstudie. Nurmi steht dabei für **Nu**trition and **R**unning high **Mi**leage, auf Deutsch Ernährung und hohe Laufleistung (aus der

Abkürzung ergibt sich dann der Name des finnischen Ausnahmeläufers Paavo Nurmi, von dem ja früher in diesem Buch schon die Rede war). Auf einem breiten Fundament mit sehr vielen Teilnehmern aufgebaut, will die Studie wissenschaftliche Aussagen zur sportlichen Leistungsfähigkeit von omnivoren Sportlern im Vergleich zu vegetarischen und veganen Sportlern sammeln, vergleichen und auswerten.

Die Studie gliederte sich in verschiedene Phasen. In Phase eins wurden epidemiologische Aspekte (z. B. Alter, Geschlecht oder Verteilung von omnivoren, vegetarischen und veganen Läufern bei Laufevents) erforscht. In den darauffolgenden Phasen zwei und drei wurden diese Ergebnisse im Zusammenhang mit der Ernährungsform und Laufleistung untersucht.

An der Nurmi-Studie sollten möglichst viele Läufer und Läuferinnen teilnehmen, um ein wissenschaftlich möglichst fundiertes Ergebnis zu erhalten. Ziel war es, 1.500 Sportler, davon jeweils ein Drittel Mischköstler, ein Drittel Vegetarier und ein Drittel Veganer, für die Teilnahme an der Studie zu begeistern. Die Ergebnisse der Studie sollten stufenweise veröffentlicht werden, da sich das Sammeln und die Auswertung dieser großen Datenmenge über mehrere Jahre erstreckt.

Mittlerweile wurden erste Ergebnisse der zweiten Studienphase veröffentlicht. Diese zeigen das Ergebnis eines Vergleichs des Gesundheitsstatus von 281 Läufern, davon 159 Frauen und 122 Männer. Davon wiederum waren 123 Mischköstler und 158 vegetarische bzw. vegane Läufer. 173 Teilnehmer wurden als Nurmi-Läufer klassifiziert, liefen also Marathon oder Ultramarathon (70 Teilnehmer) und Halbmarathon (103 Teilnehmer). Die restlichen 108 Teilnehmer wurden als 10-Kilometer-Kontrollgruppe kategorisiert. Das Ergebnis dieser Studie ist auf den ersten Blick nicht weltbewegend, denn es zeigt eigentlich nur, dass alle Teilnehmer, egal, welche Streckenlängen sie liefen und welcher Ernährungsform sie folgten, einen guten Gesundheitsstatus aufwiesen und dass die vegetarischen und veganen Läufer keinen Nachteil gegenüber den Mischköstlern hatten.

Das ist nicht wirklich überraschend, wenn man davon ausgeht, dass viele, wenn nicht sogar die meisten Sportler, die ihren Sport mit einer gewissen Ernsthaftigkeit betreiben, generell viel Wert auf ihre Gesundheit und eine ausgewogene Ernährung legen.

Zum gleichen Ergebnis kam auch eine Studie des Institutes für Lebensmittelwissenschaften und Ernährung der Leibniz-Universität Hannover und des Instituts für Sportmedizin der Medizinischen Hochschule Hannover aus dem Jahr 2017. Die Wissenschaftler untersuchten die Leistungsfähigkeit von 76 Läufern, davon 24 Veganer, 26 Vegetarier und 26 Mischköstler. Auch hier das Ergebnis: Keine der Ernährungsformen zeigte deutliche Vor- oder Nachteile in Bezug auf die sportliche Leistung. Die Wissenschaftler ziehen daraus den Schluss, dass eine vegane oder vegetarische Ernährung für Sportler genauso geeignet sind wie eine omnivore Diät mit tierischen Produkten.

Diese beiden Studien zeigen, dass eine vegane Ernährung für Sportler keine Nachteile mit sich bringt. Aber Vorteile konnten sie auch nicht beweisen.

Neue Studie zeigt: Vegane Ernährung bietet Ausdauersportlern deutliche Vorteile

Es gibt sie aber doch, die Studien, die einen wissenschaftlichen Beweis erbringen, dass eine vegane Ernährung für Sportler vorteilhaft ist. Auf eine dieser Studien, deren Ergebnisse erst 2019 erschienen sind, sind wir bereits im Kapitel über Regeneration eingegangen. Denn es ist, wie auch die Athleten im Film *The Game Changers* mehrfach betonen, die Regeneration bzw. eine beschleunigte Regeneration, die den Profisportlern Vorteile gegenüber ihren Gegnern bringt. Wer schneller regeneriert, kann schneller wieder trainieren. Und die Trainingshäufigkeit sowie -intensität ist am Ende mit entscheidend über sportliche Erfolge und Misserfolge.

Wir fassen die Ergebnisse der Studie »Plant-Based Diets for Cardiovascular Safety and Performance in Endurance Sports« (Nutrients. 2019 Jan 10;11(1)) an dieser Stelle in Stichpunkten zusammen, indem wir die nachgewiesenen Vorteile einer veganen Ernährung auflisten:

- stabileres und gesünderes Herz-Kreislauf-System
- bessere Blutfettwerte
- positive Auswirkung auf ein ideales Körpergewicht
- positiver Einfluss auf den Blutdruck
- Minderung bestehender atherosklerotischer Läsionen
- Unterstützung des kardiovaskulären Schutzes
- effektivere Speicherung von Glykogen
- bessere Fließeigenschaft des Blutes (durch Reduzierung der Blutfettwerte)
- erhöhte arterielle Flexibilität
- verbesserte Endothelfunktion
- Verringerung des oxidativen Stresses (durch die in Pflanzen enthaltenen Andioxidantien)
- Senkung der Stressindikatoren

Das sind eine ganze Menge Vorteile, die diese Studie da aufgedeckt hat. Allerdings muss man natürlich auch sagen, dass es nur heißt, dass eine rein pflanzenbasierte Ernährung diese Vorteile bringen *kann.* Es ist nicht garantiert, dass sich bei jedem Veganer alle Vorteile einstellen. Dafür sind unsere Körper zu individuell, und es kommt sehr genau auf die persönliche Ernährungsweise an. Je besser die vegane Ernährung auf die speziellen körperlichen Bedürfnisse eines Sportlers eingestellt ist, desto mehr Nutzen kann sie bringen.

Aber selbst wenn nur ein Teil der (angeblich) nachgewiesenen Vorteile durch andere Studien bestätigt werden kann, scheint es logisch, dass eine vegane Ernährung tatsächlich Vorteile für die sportliche Leistung im Profisport bringen kann.

Hierzu merkt der Diplom-Ökotrophologe und Sporternährungsexperte Uwe Schröder vom Deutschen Institut für Sporternährung e. V. in Bad Nauheim noch an: »Die individuelle Ernährungsweise ist so gut, wie sie in der Lage ist, die individuellen (und hier im Speziellen: die durch Sport veränderten/vergrößerten) Makro- und Mikronährstoffbedarfe zu decken – mit oder ohne tierische Produkte. Beides ist möglich – im vegetarischen Bereich fast so leicht wie als Omnivor, als Veganer ist es etwas komplizierter, man muss sich besser auskennen und sollte zumindest Vitamin B_{12} und (wie alle anderen auch) nach individueller Messung Vitamin D substituieren.«

Warum man bei Studien immer zweimal hinschauen muss

Eine weitere im Film erwähnte Studie, die die Überlegenheit von pflanzlichen Proteinen gegenüber tierischen zeigt, wird von dem Ernährungsphysiologen und Sporternährungswissenschaftler Asker Jeukendrup in dem Artikel »Is game changers game changing or is it sensationalism?« (erschienen auf seiner Webseite *mysportscience.com*) nicht ganz so positiv eingeordnet – zumindest nicht, wenn man klare wissenschaftliche Maßstäbe anlegt. Jeukendrup ist ein renommierter und in wissenschaftlichen Kreisen hoch geschätzter Experte, wenn es um Sporternährung geht.

In *The Game Changers* wird erklärt, die Studie »The effects of 8 weeks of whey or rice protein supplementation on body composition and exercise performance« von Jordan M. Joy, Department of Health Sciences and Human Performance, University of Tampa, USA, und seinen Kollegen zeige, dass bei den sportlichen Probanden kein Unterschied festzustellen war, ob sie Reis- oder Molkeprotein konsumiert haben. Das soll laut Film beweisen, dass pflanzliches Protein genauso gut und wertvoll für die Sportlerernährung ist wie tierisches. Asker Jeukendrup stellt hier die Frage, wie valide dieses Ergebnis wirklich ist.

Denn er merkt an, dass sich die Studienteilnehmer in den acht Wochen wohl kaum ausschließlich von Reis- oder Molkeprotein ernährt haben. Sie werden in den zwei Monaten weiterhin ihre normale Ernährung zu sich genommen haben, die jeweils ebenfalls tierische oder pflanzliche Proteine enthält. Zumindest erwähnt die Studie kein anderes Vorgehen. Und wenn dies so war, wie kann die Studie dann belegen, welche Wirkung das zusätzlich verabreichte Molke- bzw. Reisprotein auf die Gesundheit und Leistung der Studienteilnehmer hat? Unter wissenschaftlichen Gesichtspunkten beweist sie das nämlich nicht, auch wenn es erst einmal so klingt. Um die These zu beweisen, wären weitere Studien und besser vergleichbare Versuche nötig. Das heißt nicht, dass die Studie falsch ist, sondern nur, dass sie, wissenschaftlich betrachtet, nicht als valider Beweis für eine derartige These herangezogen werden kann.

Der Sporternährungsexperte Uwe Schröder sagt zum Thema »Vorteile einer veganen Sportlerernährung«: »Wissenschaftliche Belege einer überwiegend vegetarischen Ernährung und einer grundsätzlich verbesserten sportlichen Leistung fehlen. Aktuell verfügbare Daten guter (!) Studien bzw. Metaanalysen belegen weder eine positive noch eine negative Wirkung einer vegetarischen Ernährung auf die körperliche Leistungsfähigkeit, insbesondere wenn die Energie-, Eiweiß- und Kohlenhydrataufnahme kontrolliert wird und die Gruppe der Omnivoren sich auch bedarfsgerecht verhält. In vielen Studien wurden sich sehr schlecht ernährende Fleisch essende Sportler als Vergleich herangezogen.«

Ist eine vegane Ernährung für Sportler also nun von Vorteil oder nicht?

Es gibt keinen wissenschaftlichen Beleg für die Annahme, dass eine rein pflanzliche Ernährung gegenüber einer ausgewogenen Mischkost Vorteile für die sportliche Leistung bringen würde. Seriöse Ernährungsexperten weisen lediglich darauf hin, dass der erhöhte Gemüsekonsum, der mit einer gesunden und ausgewogenen veganen Ernährung einhergeht, durchaus zur Leistungssteigerung bei Athleten führen kann. Der Knackpunkt ist jedoch nicht das Weglassen der tierischen Produkte, sondern die Konzentration auf eine bessere Lebensmittelauswahl, die in vielen Fällen mit dem Wechsel auf eine vegane Ernährung einhergeht.

Eine vegane Ernährung ist für Sportler nur dann von Vorteil gegenüber einer omnivoren Kost, wenn die Mischkost nicht ausgewogen und bedarfsgerecht ist, also z. B. zu wenig Gemüse und andere gesunder Lebensmittel wie Vollkorn, Samen, Nüsse etc. berücksichtigt und dafür auf zu viele tierische Produkte und Fette setzt. Das bestätigt auch Uwe Schröder: »Veganer haben meist ein deutlich besseres Ernährungs-/Lebensmittelwissen als Otto-Emma-Normalverbraucher. Insofern haben sie bei ihrer Lebensmittelauswahl oft die weit bessere Nährstoffdichte und eine geringere Energiedichte (was für den Durchschnittsbürger gut, für den Hochleistungsathleten aber problematisch sein kann). Die Kohlenhydratversorgung (mit KH-Quellen mit unterschiedlichstem Kohlenhydratspektrum und Einsatzbereich), die Versorgung mit antioxidativ-antiinflammatorisch wirkenden sekundären Pflanzenstoffen, mit Ballaststoffen und einigen Vitaminen ist beim Veganer oft deutlich besser als im Durchschnitt (!). Sind die potenziellen Gefahren bekannt, kann der/die informierte Veganer*in das gut ausgleichen und von den genannten Vorteilen profitieren. Wenn ich als Omnivor aber ebenfalls viele pflanzliche Lebensmittel verzehre, profitiere auch ich von diesen Faktoren. Der zusätzliche Verzehr von hochwertigen tierischen Produkten macht es dann leichter, rundum gut versorgt zu sein. Es ist also nicht das Weglassen von tierischen Lebensmitteln, was den größten Benefit bewirkt, sondern die Auswahl hochwertiger pflanzlicher Lebensmittel.«

Aus der Sicht des Sporternährungsexperten Schröder gibt es (noch) keine wissenschaftlichen Beweise, die zeigen, dass eine vegane Ernährungsform im Sport grundsätzlich vorteilhaft ist.

Studien zu den Nachteilen veganer Ernährung im Sport

Jetzt wird es spannend. Welche Studien gibt es, die einer veganen Ernährung bei Sportlern deutliche Nachteile nachweisen? Im Film *The Game Changers* werden jedenfalls keine erwähnt, wie auch keine anderen kritischen Stimmen zu Wort kommen. Aber gibt es diese Studien tatsächlich nicht? Unsere Recherche konnte keine nennenswerten Studien ausfindig machen, die repräsentativ wären und wirklich nennenswerte Nachteile einer veganen Diät aufzeigen.

Natürlich gibt es Ergebnisse wissenschaftlicher Arbeiten, die darauf hinweisen, dass eine rein pflanzliche Ernährung sich negativ auf den Körper, die Gesundheit und die Leistungsfähigkeit auswirken kann. Aber in diesem Zusammenhang spielt immer auch eine falsche bzw. dauerhafte Mangelernährung eine Rolle. Jede Ernährungsform kann für Menschen, egal ob Sportler oder nicht, gesundheitsschädlich sein, wenn sie nicht ausgewogen ist und über die Nahrung nicht alle essenziellen Nährstoffe zuführt. Bei Athleten macht sich eine solche Fehlernährung jedoch noch schneller bemerkbar, da gesundheitliche Probleme durch extreme körperliche Belastungen früher deutlich werden und vermutlich schon davor ein deutlicher Leistungsabfall auffällt.

Wenn die Rede davon ist, dass eine vegane Ernährung ausschließlich Vorteile biete und keinerlei Nachteile, lässt sich diese Behauptung nur halten, wenn man davon ausgeht, dass es sich um eine ausgewogene und auf die persönlichen Bedürfnisse angepasste Ernährung handelt. Ist dies nicht der Fall und werden einfach nur tierische Nahrungsmittel weggelassen, ohne sie gezielt zu ersetzen bzw. ohne sich gezielt pflanzliche Nährstoffquellen für bestimmte Mineralien, Vitamine etc. zu suchen, dann kann es natürlich zu negativen Folgen kommen, und die vegane Ernährung würde deutliche Nachteile mit sich bringen.

Einen Nachteil gibt es auf jeden Fall …

In den Interviews mit Ralf Blume, dem veganen ehemaligen Chef-Physiotherapeuten von Hannover 96, und mit der veganen Sporternährungsberaterin Aleksandra Keleman wurde jeweils der gleiche Nachteil für vegane Sportler thematisiert. Wobei es nicht direkt ein Nachteil, aber eine deutliche Schwierigkeit für sich durchgehend rein pflanzlich ernährende Profiathleten ist. Keleman fasst den Punkt so zusammen: »Der größte Stolperstein bei der Umstellung auf vegane Ernährung sind die Auswärtsspiele und Reisen, die geplant werden müssen. Sportler dürfen in der Regel das Hotel vor den Wettkämpfen nicht verlassen und können nicht wie wir ›Normalos‹ vegane Restaurants aufsuchen.« Das heißt, sie müssen eventuell vorplanen und bestimmte wichtige vegane Lebensmittel selbst mitnehmen.

Ralf Blume ergänzte aber, dass in vielen Mannschaftshotels bei den Büfetts mittlerweile aber auch auf vegane Esser Rücksicht genommen wird. Jedoch noch lange nicht in einem ausreichenden Maß. Und auch bei der ernährungstechnischen Betreuung der Sportler und Mannschaften könnte noch mehr auf die (vegane) Ernährung geachtet werden.

9

Regeneration mit veganer Ernährung

Die Regeneration spielt für den Erfolg von Athleten eine mindestens ebenso große Rolle wie das Training. Der Körper von Sportlern befindet sich in einem ewigen Kreislauf von Anstrengung (Training), Verletzungen (durch die Strapazen des Trainings), Regeneration (von den Schäden des Trainings), wieder Training usw.

Für einen Profisportler bedeutet Training immer auch Verletzungen, selbst wenn diese nur im Mikrobereich passieren. Denn die Belastung der Muskeln, Sehnen und Blutgefäße im exzessiven Bereich führt zu kleinen Schäden. Nach dem Training muss der Körper diese Verletzungen wieder reparieren, um wieder so leistungsfähig zu sein wie zuvor.

Deshalb ist die Regenerationsphase eine der wichtigsten Phasen für Sportler. Denn je schneller sich der Körper repariert, desto schneller ist er wieder bereit zum Trainieren. Je enger getaktet Training und Regeneration sind, desto schneller kann ein Athlet seine Leistung aufbauen und weiter steigern.

Im Film *The Game Changers* sagen die interviewten Sportler, dass sie durch ihre Ernährungsumstellung auf einmal mehr Energie hatten und an sich selbst einen deutlich verkürzten Regenerationsprozess wahrnehmen konnten. Da die Ernährung der einzige Faktor war, den sie umgestellt hatten, schlossen sie daraus, dass die vegane Ernährung für die deutlich schnellere Regeneration verantwortlich sein müsse. Aber ist diese These auch wissenschaftlich haltbar?

Studie zeigt positive Auswirkung veganer Ernährung auf Ausdauersportler

Dr. Scott Stoll, ehemaliger Olympiateilnehmer und Teamarzt des Olympiateams der USA, ist ein großer Befürworter einer rein pflanzenbasierten Ernährung und davon überzeugt, dass eine vegane Ernährung für Sportler nur Vorteile hat, besonders im Bereich Regeneration. Er hat in den USA mehrere Initiativen rund ums Thema vegane Ernährung gestartet und unterstützt und kommt natürlich auch im *Film The Game Changers* zu Wort.

Dort erklärt er seine Theorie zum Vorteil rein veganer Proteine gegenüber tierischem Eiweiß und weshalb dies insbesondere für Leistungssportler ein wichtiger Aspekt sei, der über die Höhe ihrer Leistungsfähigkeit entscheide. Er untermauert seine These mit der wissenschaftlichen Studie »Plant-Based Diets for Cardiovascular Safety and Performance in Endurance Sports« (Nutrients 2019 Jan 10;11(1)). Diese Studie von Barnard ND, Goldman DM, Loomis JF, Kahleova H, Levin SM, Neabore S und Batts TC untersucht die Auswirkung einer pflanzlichen Ernährung auf die kardiovaskuläre Sicherheit und Leistung im Ausdauersport.

Die Studie geht davon aus, dass Ausdauersportler ein erhöhtes Risiko haben, an Arteriosklerose und Myokardschäden zu erkranken, und überprüft, ob eine pflanzliche Ernährungstherapie dieses Risiko verringern und die Leistung positiv beeinflussen kann. Die positive Auswirkung einer veganen Ernährung auf Risiken des Herz-Kreislaufsystems wie Blutfettwerte, Körpergewicht und Blutdruck und die Minderung bestehender atherosklerotischer Läsionen unterstützt den kardiovaskulären Schutz. Auch Leistungsvorteile durch eine rein pflanzliche Diät konnten nachgewiesen werden.

Die Studie zeigt, dass eine ausgewogene vegane Diät das Körperfett reduziert und die in Pflanzen reichlich enthaltenen Kohlenhydrate die Glykogenspeicherung effektiv fördern. Durch die Reduzierung der Blutfettwerte sinkt auch die Blutviskosität, das Blut wird sozusagen flüssiger. Zusätzlich kann durch eine vegane Ernährung erwartet werden, dass sich die arterielle Flexibilität ebenso wie die Endothelfunktion (mehr Infos zum Endothel in Kapitel 5) verbessert, da sie den Gefäßfluss und die Sauerstoffversorgung des Gewebes optimiert. Die in vielen Pflanzen enthaltenen Antioxidantien tragen zu einer Verringerung von oxidativem Stress bei. Durch die pflanzliche Ernährung wurde auch die Senkung von Entzündungsindikatoren angezeigt. Diese positiven Auswirkungen einer veganen Diät können laut der Studie die Gesundheit und Leistungsfähigkeit von (Ausdauer-) Sportlern deutlich verbessern (Quelle: Zusammenfassung Abstract).

Auch für Laien klingt es schlüssig, dass niedrige Fettwerte eine Verbesserung des Blutflusses und der Endothelfunktion, eine höhere Flexibilität der Arterien und eine Senkung der Entzündungswerte mit sich und so einem Sportler deutliche Vorteile bringen und dieser sich daher nach anstrengenden Trainingseinheiten schneller regenerieren kann.

Verdauung und Wirkung pflanzlicher und tierischer Proteine

Insbesondere der Aspekt von Entzündungen spielt bei der Regeneration eine große Rolle, denn die Bekämpfung von entzündlichen Prozessen, die überall im Körper stattfinden, kostet unser System Kraft. Je weniger Entzündungen im Körper existieren, desto schneller kann der Körper sie mit gebündelter Kraft bekämpfen. Vor allem wenn er dabei mit nährstoffreichen und entzündungshemmenden Nahrungsmitteln versorgt wird. Diese Eigenschaften sind in pflanzlicher Kost viel häufiger zu finden als in tierischen Lebensmitteln. Im Gegenteil, tierische Proteine fördern Entzündungsvorgänge im Körper noch, wie ein Blick in Magen und Darm nach dem Konsum von tierischem bzw. pflanzlichem Eiweiß zeigt.

Zum Thema Regeneration und Verletzungen im Zusammenhang mit veganer Ernährung bzw. Ernährung generell haben wir auch mit dem Diplom-Ökotrophologe Uwe Schröder vom Deutschen Institut für Sporternährung e. V. in Bad Nauheim gesprochen. In Bezug auf den Punkt tierisches und pflanzliches Eiweiß findet er es wichtig, »fairerweise zu erwähnen, dass tierische Proteine die weitaus bessere Eiweißqualität besitzen. Es muss also nicht so viel Eiweiß verzehrt werden, um denselben Effekt zu erzielen. Zudem sind die allermeisten Studien zur Wirkung von Eiweiß in der Regeneration mit tierischem Molkeneiweiß durchgeführt worden. Hier sind die besten Effekte für Regeneration und Muskelaufbau dokumentierbar.« Dies bedeutet natürlich nicht, dass pflanzliches Eiweiß keinen positiven Effekt auf die Regeneration und den Muskelaufbau hat bzw. dass die wenigen Studien, die die Wirkung von pflanzlichem Protein untersucht haben, weniger wertvoll bzw. weniger korrekt sind.

Allerdings führt Uwe Schröder weiter aus: »*Nur* (tierische) EPA/DHA-Omega-3 Fettsäuren senken nachweislich Entzündungsprozesse. Die Konversion von pflanzlichem N3 FS ist so gering, dass sie für die alleinige Versorgung nicht ausreicht. Bei all den aufgeführten Beispielen ist nicht genannt, wie die Ausgangslage der untersuchten Athleten war. Es gibt herausragende Sporternährungsexperten, die eine vegane Ernährung *ohne* Supplementation ablehnen.« Dass eine Supplementation bestimmter Nährstoffe und möglicherweise auch eine ergänzende Proteinaufnahme durch z. B. spezielle vegane Shakes ab einer gewissen sportlichen Belastungsgrenze sinnvoll bzw. nötig sein kann, haben wir bereits an mehreren Stellen erwähnt. Ein guter pflanzenbasierter Ernährungsplan ist immer individuell an die Bedürfnisse des jeweiligen Sportlers angepasst, insbesondere wenn es sich um Profiathleten handelt.

Dennoch lässt sich nicht leugnen, dass tierisches Protein viele entzündungsfördernde Moleküle wie z. B. Neu5Gc, Endotoxine und Hämeisen enthält. Es wirkt anders auf die in unserem Magen und Darm natürlicherweise vorkommenden und wichtigen Bakterien als pflanzliches Eiweiß.

Eisen: Hämeisen und Nicht-Hämeisen

Eisen kommt in Lebensmitteln als zweiwertiges Eisen (Hämeisen) und dreiwertiges Eisen (Nicht-Hämeisen) vor. In tierischen Lebensmitteln liegt das Eisen zu 40 bis 60 Prozent als Hämeisen vor. Pflanzen enthalten fast ausschließlich Nicht-Hämeisen.

Hämeisen hat den Vorteil, dass es vom Körper einfacher und schneller absorbiert werden kann. Damit hat tierisches Eisen eine deutlich höhere Bioverfügbarkeit und kann zu 15 bis 35 Prozent vom Körper resorbiert werden. Das ist prinzipiell erst einmal ein Vorteil. Aber gleichzeitig auch ein Nachteil, der verschiedene Gesundheitsrisiken mit sich bringt. Denn Hämeisen wird über verschiedene Mechanismen durch die Darmwand aufgenommen. Dabei wird nur ein Teil der Hämmoleküle verstoffwechselt, während ein anderer Teil unverarbeitet direkt ins Blut gelangt. Deshalb hat Hämeisen eine so hohe Bioverfügbarkeit: Es wird leichter absorbiert. Doch das ist gleichzeitig auch das Problem. Im Körper wird Eisen unter anderem als Ferritin gespeichert. Sind die Ferritinspeicher voll, gilt das normalerweise als Signal, die Eisenaufnahme zu reduzieren. Dieses Signal nimmt der Körper aber nur für Nicht-Hämeisen wahr. Hämeisen nimmt er weiter auf, und eine weitere hohe Hämeisenzufuhr kann dann zur Eisenüberladung des Organismus führen. Im Gegensatz zu manch anderen Vitaminen und Mineralien kann der Körper ein Zuviel an Eisen nicht einfach ausspülen. Es lagert sich an und steigert das Risiko für bestimmte Erkrankungen wie Krebs und Diabetes Typ 2.

An dieser Stelle gibt Uwe Schröder vom Institut für Sporternährung e. V. Bad Nauheim aber deutliche Entwarnung für omnivore Sportler. Er sieht keine Gefahr für eine zu hohe Eisenaufnahme bei Mischköstlern. Aus seiner beruflichen Praxis mit Sportlern weiß er zu berichten: »Typisch gerade für Ausdauersportler ist eine Unterversorgung mit Eisen. Im Spitzensport werden sogar (umstrittene) Eiseninfusionen verwendet. Die hier angesprochene theoretische Eisenüberladung durch zu viel tierisches Eisen, sprich Hämeisen, stellt in der Realität kein Problem dar. Meine Erfahrung aus über 25 Jahren Sportlerbetreuung zeigt, dass gerade das zitierte Ferritin bei sehr vielen Sportlern, ob Fleischesser oder nicht, im Keller ist.

Eine Eisenüberladung habe ich in meiner gesamten Zeit als Sporternährungsberater bei Stoffwechselgesunden noch nie erlebt – das Gegenteil ist der Fall. Ebenfalls aus Erfahrung weiß ich, dass gerade Ausdauersportler sehr oft (bzw. regelmäßig zyklisch) sogar Eisenpräparate verwenden. Veganer kommen ohne diese gar nicht aus.«

Nicht-Hämeisen

Nicht-Hämeisen, das Eisen, das hauptsächlich in Pflanzen vorkommt, hat im Stoffwechsel die gleiche Wirkung wie Hämeisen und wird im Körper ebenfalls als Ferritin gespeichert. Jedoch hat es eine schlechtere Bioverfügbarkeit: Es wird vom Körper schlechter resorbiert, nur zu ca. 5 Prozent. Die Aufnahme des pflanzlichen Nicht-Hämeisens kann jedoch durch den gleichzeitigen Konsum von Vitamin C gesteigert werden. Auch Vitamin A, Fructose und Zitronensäure unterstützen die Verdauung und Aufnahme von Eisen im Magen. Besonders viel Eisen enthält übrigens grünes Blattgemüse, weshalb es regelmäßig auf dem Speisplan von Veganern stehen sollte – am besten in Kombination mit Vitamin C.

Endotoxine

Endotoxine sind Bakteriengifte und Bestandteile der äußeren Zellmembran gramnegativer Bakterien. Sie werden auch Lipopolysaccharide (LPS) genannt. Gramnegative Bakterien gehören zu unserer Darmflora, z. B. als die Bakterien der Gattung Enterobacter, die eine wichtige Rolle bei der gesunden Verdauung spielen. Es gibt auch Infektionen auslösende gramnegative Bakterien, z. B. Salmonellen.

Alle im Darm lebenden Endotoxine können, müssen aber nicht zwingend, entzündliche Vorgänge im Darm auslösen, wenn sie unter bestimmten Voraussetzungen die Freisetzung von Entzündungsbakterien anregen. Und was ruft diese negative Reaktion hervor? In vielen Fällen die Ernährung. Das ist für Menschen mit chronischen Darmerkrankungen besonders relevant, aber auch bei gesunden Menschen kann eine falsche Ernährung, z. B. durch zu viel tierisches Protein und schlechte Fette, entzündliche Vorgänge im Darm entflammen und befeuern.

Laut Schröder muss an dieser Stelle jedoch differenziert werden, um welche tierischen Fette es sich handelt. Der Diplom-Ökotrophologe merkt nämlich an, dass es einen großen Unterschied zwischen naturbelassenem Fleisch und verarbeiteten Fleischprodukten – z. B. geräucherter und getrockneter Wurst – gibt. Bio- und Wildfleisch hat eine völlig andere Fettsäurenzusammensetzung als Fleisch aus der Mastbatterie mit Futtermitteln. Denn, so Schröder weiter: »Nur das Fleisch aus den Mastbatterien wirkt entzündungsunterstützend, während natürliche Fleischprodukte ein ausgewogenes Verhältnis n6:n3 enthalten.«

Neu5Gc

Hinter dem technisch klingenden Namen Neu5Gc verbirgt sich N-Glycolylneuraminsäure, eine Sialinsäure. Neu5Gc kommt natürlicherweise im menschlichen Körper nicht vor, bei Tieren hingegen schon. Deshalb nimmt der Mensch durch den Konsum von tierischen Produkten Neu5Gc auf, welches sich dann im Gewebe ablagert. Darauf reagiert der Körper mit einer Abwehrreaktion des Immunsystems. Dabei lagern sich Antikörper am gespeicherten Neu5Gc ab und lösen Entzündungen aus. Es wird noch wissenschaftlich untersucht, ob diese Abwehrreaktionen gegenüber Neu5Gc auch das Krebsrisiko steigern. Erste Studien mit Mäusen deuten darauf hin.

Die Bakterien in unserem Magen-Darm-Trakt reagieren auf die Proteine, die wir zu uns nehmen. Bei tierischem Eiweiß kann es vorkommen, dass sich das Mikrobiom unseres Körpers verändert. Das Mikrobiom bezeichnet in diesem Fall die Gesamtheit und Zusammensetzung aller Mikroorganismen wie z. B. Bakterien in unserem Körper. Eine Veränderung dieser in uns lebenden Mikrolebensgemeinschaft kann die Gesundheit maßgeblich beeinflussen – zum Guten wie zum Schlechten.

Ein einfaches Beispiel: Antibiotika, die bei der Erkrankung an bestimmten bakteriellen Infektionen häufig vom Arzt verschrieben werden, wirken sich nicht nur auf die »bösen« Bakterien aus, die sie als Medikament bekämpfen sollen, sie greifen auch die »guten« Bakterien in unserem Magen und Darm an, die für die Verdauung gebraucht werden. Gerät unser Mikrobiom durch die Einnahme eines Antibiotikums aus seinem natürlichen Gleichgewicht, können Magen- und Darmprobleme die Folge sein.

Die Wirkung von Medikamenten, insbesondere von stark wirksamen Medikamenten wie Antibiotika, hat natürlich eine deutlich stärkere und direkte Wirkung auf unser Mikrobiom. Dennoch wirken unsere Nahrung und ihre Inhaltsstoffe, die wir täglich zu uns nehmen, ähnlich. Manche Auswirkungen machen sich vielleicht erst nach längerer Zeit bemerkbar, aber alles, womit unser Körper interagiert, in diesem Fall unsere Nahrung, hat am Ende Auswirkungen auf seine Funktion.

Essen wir tierisches Eiweiß, wächst die Anzahl der Bakterien in unserem Darm, die Entzündungen begünstigen, und diese produzieren dann Entzündungsmediatoren wie TMAO.

Was ist TMAO?

TMAO, Trimethylamin-N-Oxide, sind Aminoxide, die von Darmbakterien bei der Verdauung von Cholin bzw. Carnitin produziert werden. Im Darm wird aus Cholin und Carnitin Trimethylamin, welches dann in der Leber zu TMAO oxidiert. Cholin kommt in Eiern und Milchprodukten vor, Carnitin ist Bestandteil von Rind-, Schweine- und Lammfleisch. TMAO wird u. a. mit atherosklerotischen Erkrankungen in Verbindung gebracht.

Eine Studie, die die C-reaktive Proteinantwort auf eine vegane Lebensstilveränderung (C-reactive protein response to a vegan lifestyle intervention) untersuchte, zeigte, dass eine Veränderung des Lebensstils inklusive der Umstellung auf rein vegane Kost die Gesundheitsrisikofaktoren signifikant senken und systemische Entzündungen, gemessen durch die Höhe des zirkulierenden CRP, reduzieren kann. Die Studie zeigt auch, dass bereits der Konsum von einem Hamburger mit Rindfleisch die Endothelfunktion um 27 Prozent senkte und die gemessene Entzündungsrate (Höhe CRP) um 70 Prozent ansteigen ließ. Entzündungen wirken negativ auf den Blutfluss in den Arterien: Sie verlangsamen ihn. Sportler, die möglichst viel sauerstoffreiches Blut in ihren Muskeln benötigen, können eine solche Wirkung gar nicht gebrauchen, weil sie sich negativ auf ihre Leistung auswirken kann.

All dies erklärt auch Dr. Scott Stoll in der Dokumentation *The Game Changers*. Und er führt unter Berufung auf diese Studie weiter aus, dass pflanzliche Proteine im Magen-Darm-Trakt ganz anders wirken, da Pflanzen neben Aminosäuren noch weitere Nährstoffe mit gesundheitlichen Vorteilen enthalten, z. B. Antioxidantien, Phytochemikalien, Mineralien und natürlich Vitamine. Es gibt viele wissenschaftliche Arbeiten, die die entzündungshemmende Wirkung verschiedener Pflanzen bestätigen.

Was sind Antioxidantien?

Antioxidantien sind chemische Verbindungen, die z. B. in pflanzlichen Nahrungsmitteln wie Obst und Gemüse vorkommen und im Körper die Oxidation bestimmter Substanzen verlangsamen oder verhindern. Eine Art pflanzlicher »Rostschutz« sozusagen. Antioxidantien werden oft auch als Freie-Radikale-Fänger bezeichnet. Freie Radikale entstehen beim Stoffwechsel in den Zellen des menschlichen Körpers. Sie sind sehr reaktive, aggressive chemische Verbindungen von Sauerstoffmolekülen, die den Körper schädigen, indem sie z. B. Proteine oder Lipide zerstören und Entzündungsvorgänge befeuern. Ihre negative Wirkung ist weitreichend und schädigend für den Körper. Antioxidantien, die wir über pflanzliche Nahrungsquellen zu uns nehmen, agieren als Gegenspieler zu diesen freien Radikalen. Sie binden sie und machen sie unschädlich.

Bestimmte pflanzliche Bestandteile in Obst und Gemüse reduzieren also nicht nur Entzündungen, sondern verbessern auch unser körpereigenes Mikrobiom, fördern die Blutzirkulation und optimieren damit die Leistungsfähigkeit unseres Körpers. Alle diese Wirkungen kommen Sportlern sehr entgegen.

Diese Erkenntnisse klingen sehr einleuchtend und als deutlicher Pluspunkt einer veganen Ernährung für Sportler, wenn es um die Regeneration und Leistungsfähigkeit geht. Aus rein ernährungstechnischer Sicht sieht Diplom-Ökotrophologe Uwe Schröder allerdings keinen Vorteil einer rein pflanzlichen Ernährung. Im Gegensatz zu anderen Ernährungswissenschaftlern, die einer rein veganen Ernährung für Profisportler den Vorzug geben, sieht Schröder zwar die positiven Ernährungseigenschaften von Pflanzen, hält diese aber in Kombination mit einem mäßigen Konsum qualitativ hochwertiger tierischer Produkte für die bessere Ernährungsweise. Er weist auf die hohe Anzahl an Profisportlern hin, die es zeitweise mit einer rein pflanzlichen Ernährung versucht haben, wegen massiver gesundheitlicher Probleme aber wieder zu einer gemäßigten Mischkost zurückgekehrt sind. Dass es diese Erfahrungen gibt, wollen wir natürlich nicht unter den Tisch fallen lassen. So ist z. B. der Profifußballer Serge Gnabry von seiner veganen Ernährung wieder zurückgekehrt zur Mischkost, da er sich mit der rein pflanzlichen Kost nicht mehr optimal versorgt fühlte. Andere Sportler wie der Ex-Basketballprofi Dirk Nowitzki versuchen es zeitweise bzw. immer wieder mit einer veganen Ernährung, schaffen es aus verschiedenen Gründen, die nicht immer nur gesundheitlicher Natur sein müssen – Zitat Nowitzki im

MagentaTV: »Die Kids haben gestern Abend Chicken Nuggets gegessen, da kribbelt es schon ein bisschen« – aber nicht, diese dauerhaft beizubehalten.

Ob eine rein vegane Ernährung sich positiv auf die Leistungsfähigkeit von Sportlern auswirken kann, ist von vielerlei Faktoren abhängig, allen voran von einem optimal auf den jeweiligen Sportler abgestimmten Ernährungsplan und eben auch von der inneren Einstellung zum Thema Konsum von tierischen Produkten.

Aber natürlich gibt es sie, die erfolgreichen veganen Spitzensportler, die mit oder vielleicht auch gerade wegen ihrer rein pflanzlichen Kost absolute Höchstleistungen abrufen können. Diese veganen Profisportler sind von der umfassend positiven Wirkung der veganen Ernährung auf ihre körperliche Gesundheit und den dadurch wahrgenommenen Vorteil gegenüber ihren omnivoren Konkurrenten jedenfalls überzeugt.

Eines muss auf jeden Fall klar sein: Als Spitzensportler ernährt man sich nicht einfach mal so aus einer Laune heraus vegan. Die Umstellung auf eine rein pflanzliche Ernährung muss gut durchdacht sein, wenn sie zum Erfolg und nicht zu einem Leistungsabfall führen soll. Sportler, die diese Veränderung nicht mit absolutem Willen und mit Überzeugung durchführen, werden mit großer Wahrscheinlichkeit auf lange Sicht scheitern und zu ihrer gewohnten Mischkost zurückkehren.

10
Verletzungen

Wer Sport treibt, egal welchen und mit welcher Ambition, erhöht sein Risiko für Verletzungen. Je intensiver das Training, desto höher steigt auch das Verletzungsrisiko. In Diskussionen um den Nutzen oder Schaden einer veganen Ernährung für Sportler taucht oft das Argument auf, Athleten, die sich pflanzlich ernähren, würden sich häufiger verletzen, und diese Verletzungen würden teilweise auch langsamer verheilen.

Heilen Verletzungen bei Veganern langsamer?

Diesen Punkt konnten wir bereits im Kapitel zur Regeneration entkräften. Dort wurden sämtliche Benefits einer veganen Ernährung für den Wiederaufbau des Körpers aufgeführt, insbesondere die entzündungshemmende Wirkung vieler pflanzlicher Nahrungsmittel, die eine positive Wirkung auf die Regeneration wie auch die Heilung von Verletzungen hat.

Haben Veganer ein erhöhtes Verletzungsrisiko?

Aber was ist mit dem ersten Punkt? Haben vegane Sportler wirklich ein erhöhtes Risiko, sich beim Training oder Wettkampf zu verletzen?

Dafür muss man sich zunächst einmal die Situationen anschauen, in denen es im Sport am häufigsten zu Verletzungen kommt. Natürlich kann es, je nach Sportart, durch eine ungünstige Bewegung, eine Trittunsicherheit oder intensiven Kontakt mit dem Gegner zu Verletzungen kommen. Diese Art Verletzungen geschieht in den meisten Fällen jedoch völlig unabhängig von der jeweiligen Ernährungsart. In Voll- oder Teilkontaktsportarten wie Football, Basketball oder auch Fußball ist das Verletzungsrisiko für die Sportler deutlich höher als zum Beispiel beim Laufen oder Radfahren. Aber auch hier steigt das Verletzungsrisiko mit der Intensität und Frequenz, in der die Sportart betrieben wird. Je höher die Belastung für den Körper und in je geringeren Abständen sie erfolgt, desto größer wird auch die Gefahr, sich zu verletzen. Auch schnelle Sportarten ohne Körperkontakt, dafür aber mit abrupten Bewegungsabläufen wie Tennis oder Ballett, bergen das Risiko, sich zu verletzen.

Das größte Risiko für Sportverletzungen geht also von der Art der betriebenen Sportart und von der Intensität aus, mit der sie betrieben wird. Doch jetzt kommt das große Aber: Natürlich hat die Ernährung auch einen großen Einfluss auf das Verletzungsrisiko, denn unsere Ernährung hat Anteil an so ziemlich allen Vorgängen, die in unserem Körper vor sich gehen. Eine dauerhaft schlechte, also einseitige Ernährung mit Defiziten bestimmter Nährstoffe hat zwangsläufig negative Auswirkungen auf den Körper und kann das Verletzungsrisiko erhöhen.

Und jetzt kommt noch ein Aber, ein noch größeres: Ob die Ernährung dabei rein pflanzlich ist oder nicht, ist nicht der ausschlaggebende Punkt. Wichtig ist allein, dass sich der Sportler auf seine individuellen körperlichen Bedürfnisse und Aktivitäten ausgerichtet ernährt, unter Berücksichtigung aller für den Körper notwendigen Nährstoffe.

Sieben Warnsignale für eine falsche Ernährung

Verletzungen, die auf eine falsche Ernährung zurückgehen, lassen sich möglicherweise vermeiden, wenn man auf bestimmte Anzeichen des Körpers beim Sport achtet. Unser Körper ist nämlich durchaus mitteilsam und versucht, uns auf Mängel und Fehlernährungen hinzuweisen. Man muss nur genau zuhören.

Im Buch ***Essen Trinken Gewinnen – Praxishandbuch für Sporternährung*** (Pala) werden sieben Anzeichen genannt, die auf eine falsche Ernährung hinweisen können. Allerdings ist auch festzuhalten, dass diese Signale recht allgemein sind und durchaus auch andere Ursachen als einen Nährstoffmangel haben können. Dennoch kann es nicht schaden, beim Auftreten der folgenden Anzeichen die eigene Ernährung zu überdenken, um sicher auszuschließen, dass keine Mangelernährung vorliegt, die auf Dauer zu einem Leistungsabfall und einem erhöhten Verletzungsrisiko führen könnte.

Muskelkrämpfe

Wenn die Muskeln beim Training oder gar Wettkampf krampfen, ist das immer schlecht. Der Krampf verhindert, dass die optimale Leistung abgerufen werden kann, und erhöht die Gefahr von Verletzungen.

Muskelkrämpfe können durch verschiedene Mängel hervorgerufen werden, z. B. durch einen einfachen Flüssigkeitsmangel, aber auch durch einen Mineralstoffmangel, der oft vorliegt, wenn der Körper unter hoher Beanspruchung viel schwitzt und dadurch viele Mineralien ausscheidet. Das allein zeugt nicht zwangsweise von einer falschen Ernährung, zeigt aber in vielen Fällen an, dass der Sportler seine Flüssigkeitszufuhr unter der Anstrengung deutlich erhöhen sollte. Je nach Art und Dauer des Trainings können durch angereicherte Drinks oder, wenn nötig, auch Snacks gezielt bestimmte Nährstoffe wieder zugeführt und Muskelkrämpfe verhindert werden.

Muskelkater

Wer hart trainiert und dabei über seine körperlichen Grenzen hinausgeht, wird häufig mit Muskelkater bestraft. Dieser entsteht aber nicht nur durch ein Training an oder über der Belastungsgrenze, sondern tritt verstärkt auch dann auf, wenn man zu wenig trinkt und es an bestimmten Mineralien wie Kalzium, Magnesium und Kalium mangelt. Muskelkater sind Mikroläsionen (kleinste Zerreißungen in der Muskulatur). Ein Mineralienmangel verursacht diese Schäden zwar nicht direkt, aber er kann die durch die Rupturen entstandenen Schäden verstärken. Deshalb ist es wichtig, über die Ernährung eine ausreichende Zufuhr dieser Mineralien zu gewährleisten, z. B. durch den Verzehr von Vollkornprodukten und eventuell auch mineralisch angereicherten Pflanzendrinks. Der Diplom-Ökotrophologe Uwe Schröder rät: »Bei den meisten Mineralstoffen ist eine langfristige Versorgung wichtiger als die akute Aufnahme. Bei Natrium kann eine Aufnahme auch während der sportlichen Betätigung sinnvoll sei, aber für Magnesium und Kalium ist die regelmäßige Zufuhr entscheidend. Eine Einnahme direkt vor der Aktivität ist hier sogar negativ zu beurteilen, weil z. B. Magnesium zu Magen-Darm-Problemen führen kann. Kalium ist sogar vor und während der Aktivität absolut kontraproduktiv – es gehört in die Basisversorgung und in die Regenerationsphase.«

Durch ausreichendes Trinken vor dem Sport lässt sich außerdem ein zu schnell auftretender Flüssigkeitsmangel unter Belastung verzögern. Dabei sollte man, so Uwe Schröder und auch eine Studie von Professor Ron Maughan von der School of Sport, Exercise and Health Sciences, Loughborough University in Großbritannien zum Hydrationsindex, auf die richtige Getränkewahl achten. Reines Leitungswasser ist bei körperlicher Höchstleistung nicht mehr ausreichend; da sollte man schon zu entsprechend angereicherten Sportlerdrinks greifen. Bei intensivem Training lässt sich ein Muskelkater in den meisten Fällen zwar nicht komplett verhindern, aber durchaus minimieren und mit der richtigen After-Workout-Ernährung teilweise sogar verkürzen.

Kraftlosigkeit

Wenn Sportler plötzlich einen Leistungsabfall in Kraft und Ausdauer bemerken, gilt es immer, besonders aufmerksam zu sein. Neben verschiedenen Erkrankungen kann hier tatsächlich ein Mangel durch eine falsche Ernährung vorliegen. So kann sich z. B. ein Mangel an Vitamin B oder Eisen durch Kraftlosigkeit bemerkbar machen. Wenn der Körper ein so deutliches Warnsignal sendet und diesem wirklich ein Nährstoffmangel zugrunde liegt, dann muss die eigene Ernährung intensiv untersucht werden, denn ein solcher Mangel entsteht erst nach einer längeren Fehlernährung. Ein Vitamin-B-Mangel kann mit angereicherten Pflanzendrinks ausgeglichen werden. Ein Eisenmangel sollte immer medizinisch abgeklärt werden. Für Veganer ist es generell wichtig, möglichst viel dunkelgrünes Blattgemüse in Kombination mit Vitamin C auf ihrem Speiseplan zu haben, um für eine kontinuierliche Eisenzufuhr zu sorgen. Sollte der Arzt bei einem Bluttest dennoch einen Eisenmangel feststellen, kann mit Nahrungsergänzungsmitteln wie dem sogenannten Pflanzenblut nachgeholfen werden. Bei einem starken Mangel kann der Arzt auch ein (veganes) Eisenpräparat aus der Apotheke verschreiben.

Atemprobleme

Kurzatmigkeit oder Atemnot sind beim Sport sehr kontraproduktiv, denn Athleten brauchen unter Belastung jeden Atemzug, um ihre Muskeln mit ausreichend Sauerstoff zu versorgen. Atemprobleme können Anzeichen für eine Erkrankung, z.B einen grippalen Infekt, sein. Aber auch eine eiweißarme Ernährung kann für Kurzatmigkeit verantwortlich sein. Dies würde aber eine wirklich sehr einseitige Diät voraussetzen, die vermutlich noch weitere Mängel und körperliche Beschwerden zur Folge hätte. Wenn der Arzt jegliche andere Ursachen für die Atemprobleme jedoch ausgeschlossen hat, kann es sinnvoll sein, den Ernährungsplan noch einmal auf eine ausreichende Menge an Eiweißquellen zu checken.

Müdigkeit

Müdigkeit und Kraftlosigkeit sind sich ähnlich, deshalb verwundert es nicht, dass beides durch den gleichen Mangel ausgelöst werden kann. Fehlt es an Eisen, an B-Vitaminen oder Vitamin C, kann der Körper mit Antriebslosigkeit reagieren – keine gute Voraussetzung für sportliche Leistungen. Um einem Mangel vorzubeugen, sollten für vegane Sportler daher jede Menge Vollkornprodukte auf dem Speiseplan stehen, in Kombination mit grünem Blattgemüse und Vitamin-C-haltigem Gemüse oder Obst, z.B. Zitrusfrüchten, oder auch Paprika und Kohl.

Sehstörungen
Wer beim Training im Morgengrauen oder in der Dämmerung Probleme mit dem Sehen hat, sollte seine Augen beim Augenarzt checken lassen und auch einen Blick auf seinen Speiseplan werfen. Finden sich darauf genügend Vitamin-A- und Provitamin-A-Quellen wie rotes Obst und Gemüse? Enthalten die konsumierten Pflanzendrinks einen Zusatz dieser Vitamine? Wenn der Ernährungsplan enthüllt, dass beides nicht in ausreichender Menge aufgenommen wird, dann könnte ein entsprechender Vitaminmangel vorliegen, sodass die Ernährung entsprechend angepasst werden muss.

Konzentrationsschwierigkeiten
Gerade bei Sportlern, die sich Low oder No Carb ernähren, also wenig bis gar keine Kohlenhydrate essen, kann eine Konzentrationsschwäche auftreten. Und diese kann wiederum das Verletzungsrisiko deutlich erhöhen, denn viele Sportverletzungen gehen auf mangelnde Konzentration zurück.

Worauf muss ich bei meinem Speiseplan achten, wenn ich beim Training unkonzentriert bin? Wieder sind es die B-Vitamine, deren Mangel sich negativ auswirken kann. Aber auch zu wenig Magnesium oder eben eine zu geringe Kohlenhydratzufuhr können an der Konzentrationsschwäche schuld sein. Kohlenhydrate liefern Glucose, ohne die das Gehirn nicht mit ausreichend Energie versorgt wird. Und wieder sind es die Vollkornprodukte, deren regelmäßiger Verzehr einen Mangel an B-Vitaminen und natürlichen Kohlenhydraten vorbeugt. Und praktischerweise enthalten sie meist auch ausreichend Magnesium, um auch hier die körpereigenen Speicher aufzufüllen.

Verletzungen sind das Schlimmste, was einem Profisportler passieren kann, denn sie zwingen ihn zu einer Trainingspause. Das führt in vielen Fällen zu einem Trainingsrückstand, der nach der Heilung der Verletzung wieder aufgeholt werden muss – was gar nicht immer gelingt. Das ist ein großes Ärgernis für Profis und kann, je nach Sportart, auch mit großen finanziellen Einbußen einhergehen. Daher ist es natürlich wichtig, dass man sich als Spitzenathlet so ernährt, dass Verletzungen nicht begünstigt werden. Denn eine falsche Ernährung kann ganz klar zu einem erhöhten Verletzungsrisiko führen.

Sporternährungsberater und Diplom-Ökotrophologe Uwe Schröder hat für uns zusammengefasst, welche Ernährungsfehler zu einem erhöhten Verletzungsrisiko führen können – nicht nur bei veganen Sportlern.

Erhöht sich das Verletzungsrisiko beim Sport durch eine falsche Ernährung?

Eindeutig JA. Um optimal vor Verletzungen geschützt zu sein, müssen alle individuellen Makro- und Mikronährstoffanforderungen erfüllt sein. Eine falsche Ernährung bedeutet beim Sport oft, dass die Anforderungen für die individuellen Leistungen, die spezifischen Anforderungen und die Umgebungsfaktoren nicht erfüllt wurden. So steigt z. B. das Verletzungsrisiko bei hohen Außentemperaturen und großen Schweißverlusten, wenn zu wenig Natrium vorhanden ist (Hyponatriämie). Dem lässt sich akut und situationsspezifisch vorbeugen. Bei anderen Mineralstoffen wie Magnesium, Kalium und Zink entscheidet die langfristige Versorgung.

Nicht nur, aber auch vor allem bei einer veganen Ernährung sollte darauf geachtet werden, dass die Zufuhr von Vitamin B_{12}, Eisen, Zink, Kalzium, Jod und Vitamin D ausreichend ist. Diese Nährstoffe beeinflussen die Zellteilung, welche wiederum sehr wichtig ist für die optimale Regeneration und das Muskelwachstum bzw. den Muskelaufbau und vor allem das Immunsystem. Bei geschwächtem Immunsystem steigt das Risiko von Entzündungsprozessen, die das Verletzungsrisiko vergrößern.

Eine vegane Ernährung reduziert die Muskelkreatinkonzentration. Auch dies vergrößert das Verletzungsrisiko und kann zu einer submaximalen Leistungsfähigkeit führen. Auch eine Abnahme des Testosteronspiegels im Serum aufgrund einer veganen Ernährung wird diskutiert.

Zusätzlich können Probleme mit der Verdaulichkeit und Absorption von Nährstoffen wie Protein, Kalzium, Eisen und Zink das Risiko auch für Verletzungen erhöhen.

Welche Fehler machen Sportler bei ihrer Ernährung besonders häufig?

Oft wird die Frage nach der ausreichenden Energiezufuhr im Sport vernachlässigt. Athleten benötigen ausreichend Energie – nicht umsonst wird die Problematik des relativen Energiedefizits (RED-S) im Sport aktuell von allen Sportfachverbänden und vom IOC verstärkt in die Öffentlichkeit getragen. Gerade Ausdauersportler, Frauen im Sport, Sportler, die mehreren Sportarten nachgehen, etc. nehmen oft, bezogen auf ihren Umsatz, zu wenig Energie auf. Das führt eindeutig zu einer verminderten Immunkompetenz und zu einem erhöhten Verletzungsrisiko. Studien deuten darauf hin, dass eine negative Energiebilanz bei Ausdauerathleten und Sportlern in ästhetischen Sportarten und Kampfsportarten, besonders Gymnastik, Eiskunstlauf und Tanzen usw., üblich ist – mit entsprechenden Risikofaktoren. Das Risiko, eine geringe Knochen(mineralstoff)dichte zu entwickeln, ist dann ebenfalls vergrößert.

Das Management der Energiebilanz ist daher für alle Sportler primär. Eine frühe Sättigung durch zu viele pflanzliche Lebensmittel reduziert nachweislich (bei einer veganen Ernährung) die Gesamtenergieaufnahme – was das Verletzungsrisiko fördert und die Rekonvaleszenz nach Verletzungen verlängert.

Worauf müssen (vegane) Sportler bei ihrer Ernährung achten?

Das Wichtigste ist eine ausreichende Energiezufuhr und eine den Belastungen angemessene Eiweißzufuhr. Werden diese beiden Bedingungen über eine hochwertige Lebensmittelauswahl mit hoher Nährstoffdichte, besonders bei den individuell und sportartspezifisch vermehrt benötigten Mikronährstoffen, erfüllt, ist der Grundstein für eine gute Ernährungsversorgung gelegt – ob mit oder ohne tierische Produkte. Veganer haben es dabei schwerer, sie müssen ein besonderes Augenmerk auf Energie, Protein, n-3-Fettsäuren, Vitamin B_{12} und Vitamin D, Eisen, Zink, Kalzium sowie Jod legen. Das heißt, ihre Lebensmittelauswahl muss bewusster und abgestimmter erfolgen, damit es nicht zu einem Mangel und dadurch erhöhten Verletzungsrisiko kommt.

Beim Thema Veganismus und Protein besteht keine Gefahr einer Unterversorgung, wenn ausreichend Lebensmittels wie (Vollkorn-) Getreide, Hülsenfrüchte, Nüsse und Samen konsumiert werden. Diese veganen Eiweißquellen enthalten, wenn sie in der notwendigen Menge gegessen werden, alle EAAs und können zu ausreichend BCAA beitragen. Pflanzliche Proteinkonzentrate auf Soja- (und Sojaisolat-), Erbsen-, Reis-, Hanfbasis sowie vor allem Mehrkomponenteneiweiß können bei veganen Athleten helfen, den erhöhten Eiweißbedarf zu decken.

Senkt eine vegane Ernährung das Verletzungsrisiko von Sportlern?

Auswertungen u. a. an deutschen Olympiastützpunkten zeigen, dass das allgemeine Ernährungsverhalten von omnivoren Sportlern weit hinter den Empfehlungen zurückbleibt. Daher ist die Verbesserung vieler Athleten beim Wechsel zu einer veganen Ernährung nicht der veganen Ernährungsweise als solcher, sondern der insgesamt verbesserten Lebensmittelauswahl geschuldet. Die Veränderungen wären mit einer fleischhaltigen, aber überwiegend pflanzenbasierten und bedarfsgerechten Ernährungsweise genauso eingetreten.

Erhöht eine rein pflanzliche Ernährung Ihrer Meinung nach das Verletzungsrisiko?

Ja, wenn bestimmte wichtige Ernährungsfaktoren nicht berücksichtig werden. Veganer konsumieren weniger essenzielle n-3-Fettsäuren

(EPA/DHA) und weisen niedrigere Serum-n-3-Fettsäurespiegel auf als Omnivore bzw. Vegetarier. Das hat Auswirkungen auf die Verletzungsanfälligkeit und die Leistungsfähigkeit.

Was n-3-Fettsäuren alles können

n-3-Fettsäuren sind die Oberkategorie der in den vorangegangenen Kapiteln bereits erwähnten Omega-3-Fettsäuren, die zu den ungesättigten und essenziellen Fettsäuren gehören.
n-3-Fettsäuren sind wichtig …

- für das Muskelwachstum
- bei entzündlichen Prozessen
- die Immunabwehr, insbesondere bei den für Ausdauerathleten typischen Erkrankungen der oberen Atemwege
- Verbesserung der Herzfrequenzvariabilität
- wegen ihrer entzündungshemmenden Wirkung
- wegen ihrer antithrombotischen und antiarrhythmischen Wirkung
- wegen ihrer vasodilatorischen und antiproliferatorischen Eigenschaften

Die langkettigen n-3-Fettsäuren Eicosapentaensäure (EPA) und Docosahexaensäure (DHA) werden insbesondere von Veganern zu wenig und n-6 FS zu viel aufgenommen. In England wurde vom Gesundheitsministerium eine Obergrenze von 10 Prozent der Energie für die proinflammatorischen n-6-Fettsäuren empfohlen. Die pflanzliche n-3-α-Linolensäure (ALA) ist ein wichtiger Bestandteil der Zellmembran und wird beim Menschen nur mit ca. 8 Prozent in EPA umgewandelt, ca. 0,5 Prozent in DHA.

Dies zeigt die Notwendigkeit einer Zufuhr aus tierischen Quellen bzw. die einer entsprechenden Substitution, wie wir bereits im Kapitel zu Mikronährstoffen und Supplementen beschrieben haben. Aber wir sagen es an dieser Stelle gern noch einmal: Mikroalgenöl ist reich an DHA und EPA und daher eine sinnvolle Ergänzung für Veganer.

Die Konzentration auf pflanzliche Lebensmittel führt zwar zur Steigerung der Kohlenhydrataufnahme und zur Optimierung der Glykogenspeicher im Körper, erhöht aber auch die Zufuhr von Ballaststoffen und Phytinsäure. Dies setzt die Bioverfügbarkeit mehrerer Nährstoffe wie Zink, Eisen und einiger anderer Spurenelemente herab.

Allerdings ist bei einer abgestimmten und ballaststoffadaptierten veganen Lebensmittelauswahl (und dazu gehört durchaus auch Weißmehl) sowohl eine optimale Mikronährstoffaufnahme als auch eine Versorgung mit allen essenziellen und nichtessenziellen Aminosäuren durchaus möglich. Voraussetzung: Die Energiezufuhr ist bedarfsgerecht.

Sportler haben individuelle Energie- und Nährstoffanforderungen, die sich aufgrund von Sport-, Trainings- und Wettkampfcharakteristika und den Umgebungsfaktoren unterscheiden. Diese müssen bekannt sein und entsprechend bei der Lebensmittelauswahl berücksichtigt werden. So verzichten Weltklasseathleten wie Jan Frodeno oder Marko Koch eben auch auf Weizen, weil sie ihn nicht vertragen. Zucker ist ebenfalls in hohen Mengen kein sinnvolles Lebensmittel, löst Entzündungen aus und führt zur nichtalkoholischen Fettleber.

Wie lässt sich das Verletzungsrisiko bei einer veganen Ernährung minimieren?

Eine rein pflanzliche Ernährung erschwert die ausreichende Versorgung mit einigen Mikronährstoffen wie Vitamin B_{12} und Vitamin D – beides muss substituiert werden –, bestimmten Aminosäuren sowie langkettigen Omega-3-Fettsäuren. Auch bei Kalzium und Jod schneiden Veganer oft schlechter ab, während gleichzeitig Kohlenhydrate, Ballaststoffe, die besonders wichtigen sekundären Pflanzenstoffe und Antioxidantien höher sind. Studien deuten darauf hin, dass vegane Sportler im Vergleich zu Omnivoren weniger Protein, Fett, Vitamin B_{12}, Riboflavin, Vitamin D, Kalzium, Eisen und Zink aufnehmen.

Vegane Ernährung kann zu einer hohen Ballaststoffaufnahme führen, was grundsätzlich positiv ist, im Sport aber Nachteile mit sich bringen kann. Zudem weisen pflanzliche Lebensmittel oft eine niedrige Energiedichte auf, was für Nichtsportler in den allermeisten Fällen sehr positiv ist, beim leistungsorientierten Sport aber zu Engpässen in der Energiezufuhr führen kann. Zudem wird ein frühes Sättigungsgefühl gefördert – bei Sportlern mit hohen Energieumsätzen oft der Grund für eine unzureichende Energieaufnahmen. Wichtig wäre in solchen Fällen, die Mahlzeitenfrequenz zu erhöhen und gezielt mehr energiereiche Lebensmittel wie Nüsse, Samen und fetthaltige Lebensmitteln wie Avocado und Öle zu verzehren.

Um die Proteinzufuhr für vegane Athleten zu optimieren, müssen sowohl die Quantität als auch die Qualität der verzehrten Eiweiße berücksichtigt werden. Pflanzlichen Proteinquellen fehlen oft wichtige essenzielle Aminosäuren, bzw. sie enthalten in der Regel weniger verzweigtkettige Aminosäuren (BCAA). Leucin ist hier besonders zu erwähnen, da diese Aminosäure die Muskel-Protein-Synthese stimuliert und damit eine wichtige Rolle bei der Erholung und Anpassung an Trainingsreize spielt. Beispiele für limitierende Aminosäuren in pflanzlichen Proteinen: Lysin, Methionin, Isoleucin, Threonin und Tryptophan. Lysin fehlt z. B. in Getreide, ist dafür aber in Hülsenfrüchten enthalten (Leucin kommt in Sojabohnen und Linsen vor). Folglich ist, wie bereits gesagt, die bewusste Lebensmittelauswahl für Veganer besonders wichtig. BCAAs sind weiterhin in Samen, einigen Nüssen und Kichererbsen enthalten.

11
Veganer Ausdauersport

In der Doku *The Game Changers* kommen viele Ausdauersportler zu Wort, die darüber berichten, dass die pflanzenbasierte Ernährung ihrer Leistung nicht geschadet hat. Im Gegenteil, sie alle sind überzeugt, dass sie erst durch ihre vegane Diät zu den sportlichen Höchstleistungen befähigt wurden, die sie täglich im Training und in den Wettkämpfen erbringen. Vegane Hochleistungssportler wie die Ultramarathonläufer Matt Frazier, Brandon Brazier, Scott Jurek und Rich Roll haben mit ihren sportlichen Erfolgen mehr als bewiesen, dass es keine tierischen Nahrungsmittel braucht, um große Siege zu feiern. Das sollte doch eigentlich jeden Kritiker einer veganen Ernährung für Sportler zum Schweigen bringen, oder?

Zusätzlich wird die positive Auswirkung einer pflanzenbasierten Ernährung von mehreren Studien bestätigt. Einige wissenschaftliche Untersuchungen kommen zwar »nur« zu dem Schluss, dass vegane Sportler gegenüber Mischköstlern keinen Nachteil haben, aber es gibt auch eindeutig positivere Ergebnisse. Auf die wohl eindrucksvollste wissenschaftliche Studie im Zusammenhang mit veganer Ernährung und Ausdauersport sind wir bereits ins Kapitel 9 und 10 ausführlich eingegangen.

Ist eine vegane Ernährung für Ausdauersportler sinnvoll?

Natürlich kommt es darauf an, wem man diese Frage stellt. Es gibt sicherlich Ökotrophologen, Ernährungswissenschaftlerinnen und

Sportler, die diese Frage mit einem lauten Nein beantworten würden. Vegane Profisportler wie die oben genannten Extremläufer würden sich selbst als lebenden Beweis dagegenhalten. Woher kommt dann die Annahme vieler Experten und Athleten, es sei für Ausdauersportler absolut notwendig, tierische Produkte zu konsumieren?

Wenn Mediziner – wie Ronald Dorotka, Präsident des Berufsverbandes der Österreichischen Fachärzte für Orthopädie, in einem Interview im Onlinemagazin *Gentside* – warnen, dass »bei Veganern das Risiko eines Ermüdungsbruches um ein Drittel höher ist als bei Allesessern«, dann klingt das alarmierend. Dorotka nimmt dabei auch Bezug auf eine Metastudie, die die Daten von 20 abgeschlossenen Studien ausgewertet hat (mit insgesamt ca. 37.000 Teilnehmern) und bestätigt, dass sich durch eine vegane Ernährung das Verletzungsrisiko drastisch erhöht. Die Quelle der Studie wird dabei nicht genannt.

Das klingt dramatisch, insbesondere wenn Dorotka weiter schildert, dass er bereits drei Patienten, alles jugendliche vegane Sportler, behandelt hat, »die schmerzende und angeschwollene Oberschenkel, Schienbeine und Mittelfußknochen aufwiesen«.

Aber wie kann das sein, wenn es doch offenbar auch sehr erfolgreiche Profisportler gibt, die nicht unter diesen Problemen leiden, da sie sonst sicherlich nicht in der Lage gewesen wären, ihre großartigen Erfolge zu feiern? Dies klärt sich im weiteren Verlauf des Interviews mit Dr. Dorotka auf. Da erläutert der Mediziner nämlich, dass er alle diese Fälle im Zusammenhang mit einem sogenannten Puddingveganismus beobachtet hat. Darunter versteht man eine rein pflanzliche Ernährung, die hauptsächlich aus verarbeiteten Lebensmitteln besteht und nicht ausgewogen ist. Ein anderer Begriff dafür ist auch »Spaghettiveganismus«, was darauf hindeuten soll, dass diese Veganer sich hauptsächlich von Pasta mit Soße ernähren.

Und da haben Dr. Dorotka und die anderen Kritiker sicher recht: Wer sich vegan, aber nicht ausgewogen und mit Blick auf die Aufnahme aller wichtigen Nährstoffe, Vitamine und Mineralien ernährt, wird über kurz oder lang körperliche Beschwerden bekommen. Bei Profisportlern würde sich eine derart schlechte Ernährung deutlich früher bemerkbar machen: durch Leistungseinbrüche und vermehrte Verletzungen.

Der Ernährungsexperte Dr. Nicolai Worm bestätigt uns im Interview: »Es gibt heute nicht mehr ›die eine‹ Ernährungsempfehlung für Ausdauersportler. Inzwischen favorisieren manche Ausdauersportler nicht mehr die fettarme, kohlenhydratbetonte Kost, sondern eher im Gegenteil die fettreiche, kohlenhydratarme ketogene Ernährung. Auch wird von verschiedenen Experten eine Periodisierung dieser beiden Kostformen, angepasst an die Trainingsphasen, empfohlen.«

Warum sollte es also nicht möglich sein, sich als professioneller Ausdauersportler vegan zu ernähren?

Lässt sich die Leistungsfähigkeit von Ausdauersportlern mit einer veganen Ernährung unterstützen oder gar steigern?

Dr. Claudia Osterkamp-Baerens, die in ihrer Praxis für Sporternährung in München u. a. Topathleten des Olympiastützpunktes Bayern betreut, erklärt in einem Interview mit dem Onlinemagazin *Netzathleten,* dass eine vegane Ernährung Sportlern durchaus Vorteile bringen kann – natürlich vorausgesetzt, die Diät des Sportlers ist ausgewogen und bedarfsgerecht abgestimmt. Die Ökotrophologin sieht im deutlich höheren Gemüse- und Obstanteil, den die meisten veganen Ernährungspläne enthalten, einen großen Vorteil. Insbesondere die in pflanzlicher Nahrung vorkommenden sekundären Pflanzenstoffe sind auch für Sportler von Vorteil. Viele der Stoffe, z. B. die enthaltenen Antioxidantien (deren Benefits für den Körper wir bereits in

Kapitel 10 ausgeführt haben) wirken entzündungshemmend oder haben einen anderweitig positiven Einfluss auf die Gesundheit und Heilung des Körpers. Wer in seiner veganen Sportlerdiät auf einen ausreichenden Gemüse- und Obstkonsum achtet, kann sich dadurch einen Vorteil gegenüber omnivoren Konkurrenten schaffen, die oftmals keinen so hohen Pflanzenanteil auf ihrem Speiseplan stehen haben.

Ein weiterer Vorteil einer veganen Ernährung für Sportler ist, dass sehr gute Kohlenhydratlieferanten – nämlich Getreide und Getreideprodukte – die Basis bilden. Dr. Osterkamp-Baerens erklärt, dass dies die Leistungs- und Belastungsfähigkeit von Sportlern unterstützen und steigern kann. Denn Leistungssportler haben durch ihr regelmäßiges intensives Training vor allem einen erhöhten Kohlenhydratbedarf, der durch eine kohlenhydratreiche Ernährung, wie sie bei vielen veganen Ernährungsplänen gegeben ist, ausreichend gedeckt wird. Dies könne dazu führen, so Osterkamp-Baerens im *Netzathleten*-Interview weiter, dass sich die Sportler fitter fühlen.

After-Training-Shake von Ralf Blume, ehemaliger Chef-Physiotherapeut von Hannover 96

Ralf Blume hat die Spieler von Hannover 96 nach anstrengenden Trainingssessions oder Bundesligaspielen mit seinen veganen Shakes aufgepäppelt. Damit auch Nichtveganer die rein pflanzlichen Shakes gerne getrunken haben – und das haben sie! –, hat Ralf Blume folgenden Tipp: »Das Allerwichtigste: Die Shakes müssen schmecken und gut aussehen, sonst können sie noch so gesund sein – sie werden nicht getrunken.« Denn auch Profisportler sind offensichtlich Genussmenschen.

Hauptbestandteil der Blume-Shakes waren immer unterschiedliche Pflanzendrinks wie Hafer, Mandel, Dinkel, Reis, Erbse oder Soja, wobei die beiden Letztgenannten am meisten Protein enthalten. Dazu mischte der Physiotherapeut am liebsten Vanille, Beeren, Weizengras, Keimlinge, Obst und/oder Gemüse.

Sein absoluter Lieblingsshake? Hier kommt das Rezept:

250 ml Mandeldrink, ungesüßt, mit Kalzium angereichert
1 Banane
etwas frische Vanille
150 g Blaubeeren
eine Prise Kurkuma
ein ca. fingernagelgroßes Stück Ingwer
ein Hauch Pfeffer

Alles zusammen in den Mixer geben und fein-schaumig mixen – fertig ist der Power-Drink für Sportler! Wer eine Extraportion Eiweiß im Shake haben möchte, tauscht den Mandeldrink einfach gegen einen Soja- oder Erbsendrink aus.

In diesem Zusammenhang weist der Sporternährungsexperte und Diplom-Ökotrophologe Uwe Schröder jedoch auf eine andere Problematik hin. Seiner Beobachtung nach führt die ballaststoffreiche Ernährung vieler intensiv Sport treibender Veganer unter Umständen zu einer zu geringen Energiezufuhr über die Nahrung, weil sie ein schnelleres Sättigungsgefühl auslöst. Gerade Vollkornprodukte werden ja immer wieder dafür gelobt, dass sie durch ihre komplexen Kohlenhydrate für eine länger anhaltende Sättigung sorgen. Was an sich eine gute Sache ist, kann für (vegane) Sportler zum Problem werden. Unter intensiver körperlicher Belastung benötigt der Körper deutlich mehr Energie. Spitzenathleten mit einem eng getakteten Trainingsplan und anstrengenden Trainingseinheiten verbrauchen besonders viel Energie, die über die Nahrung natürlich wieder zugeführt werden muss, damit es nicht zu einem leistungssenkenden Ungleichgewicht kommt. Dies kann nämlich wiederum das Verletzungsrisiko stark erhöhen.

Uwe Schröder wird an dieser Stelle sehr deutlich: »Gerade Ausdauersportler nehmen oft, bezogen auf ihren Umsatz, zu wenig Energie auf. Das führt eindeutig zu einer verminderten Immunkompetenz und zu einem erhöhten Verletzungsrisiko. Studien deuten darauf hin, dass eine negative Energiebilanz bei Ausdauerathleten (...) üblich ist – mit entsprechenden Risikofaktoren. Das Risiko, eine geringe Knochen(mineralstoff)dichte zu entwickeln, ist dann ebenfalls vergrößert.« Der Diplom-Ökotrophologe merkt außerdem an, dass es gerade vor Wettkämpfen sinnvoll sein kann, statt zu Vollkorn- zu Weißmehlprodukten zu greifen.

Darauf weist auch der Ernährungsmediziner Niels Schulz-Ruhtenberg in einem Artikel zu Ernährungsfehlern bei Ausdauersportlern im Magazin *Triathlon Special* (01/2009) hin. Er empfiehlt, insbesondere vor Wettkämpfen lieber auf leicht verdauliche Kost mit schnell verwertbaren Kohlenhydraten zu setzen statt auf schwer verdauliche ballaststoffreiche Nahrung. Die DTU-Kaderathletin Rebecca Robisch hatte zuvor beschrieben, dass sie sich nach einem Vorwettkampffrühstück, bestehend aus Müsli mit Milch und Früchten, während des Wettkampfes nach bereits erfolgter starker Belastung hatte übergeben müssen. Durch die Milch war das Frühstück der Sportlerin zwar nicht vegan, aber auch ein Austausch der Kuhmilch durch Pflanzenmilch hätte vermutlich nichts an den in diesem Fall negativen Folgen durch das ballaststoffreiche Frühstück geändert.

Wichtige Nahrungsmittel und ihre Bezugsquellen für vegane Ausdauersportler

Wer beim Training oder im Wettkampf viel Energie verbraucht, der muss diese verlorene Energie auch in ausreichendem Umfang wieder zuführen. Und die bekommt man durch den Verzehr von **Kohlenhydraten** in Form von Haferflocken, (Vollkorn-)Reis, (Vollkorn-)Nudeln, Kartoffeln, (Vollkorn-)Brot, Quinoa und Buchweizen.

Der Körper braucht aber nicht nur Energie aus Kohlenhydraten, sondern auch eine ausreichende Menge an Protein, um die Gesundheit und Stärke der Muskeln und des Gewebes zu erhalten. Das gilt nicht nur für Kraftsportler, sondern auch für Ausdauersportler, die ihre Leistung schließlich ebenfalls durch die Kraft ihrer Muskeln erzielen. Deshalb stehen auf einem ausgewogenen Ernährungsplan veganer Ausdauersportler auch jede Menge **Proteine**, z. B. in Form von Hülsenfrüchten (Erbsen, Bohnen, Linsen etc.), Sojaprodukten (Tofu, Tempeh etc.), Seitan, Samen (z. B. Hanf, Sesam, Sonnenblumen etc.), Nüssen, Quinoa und Buchweizen.

So weit die wichtigen Makronährstoffe. Aber auch auf die Mikronährstoffe müssen vegane Ausdauersportler achten, damit sie ihre Regeneration nicht stören, sondern fördern und Verletzungen durch eine Mangelernährung vermeiden. Folgende Vitamine, Mineralien und Spurenelemente sind wichtig:

- **Eisen,** das sich in grünem Blattgemüse, Haferflocken, Hülsenfrüchten, Fenchel etc. findet
- **Zink,** das über Haferflocken, Weizenkeime und Hirse konsumiert werden kann
- **Vitamin B_{12},** das in den meisten pflanzlichen Nahrungsmittel nur in kleinen Mengen vorkommt und deshalb durch ein hochwertiges Präparat supplementiert werden sollte
- **Kalzium**, das sich in Sesam, Nüssen, Blattgemüse und angereicherten Pflanzendrinks befindet
- **Magnesium**, das in Nüssen, Vollkornprodukten sowie Obst und Gemüse steckt

Profi- und Extremsportler mit einem besonders hohen Kalorienumsatz, wie z. B. (Ultra-)Marathonläufer, Radrennfahrer oder auch Ruderer, sollten ihren Ernährungsplan gegebenenfalls um einen gut komponierten veganen Proteinshake ergänzen.

Darauf, dass vegane Ausdauersportler ganz besonders auf ihre Nährstoffaufnahme achten müssen, weist auch der Diplom-Ökothrophologe Dr. Nicolai Worm noch einmal hin: »Vitamin B_{12} ist der kritische

Nährstoff bei einer veganen Ernährung. Eine bedarfsdeckende Versorgung ist ohne Einnahme eines Vitamin-B_{12}-Supplements oder ohne den Verzehr von mit Vitamin B_{12} angereicherten Lebensmitteln nicht möglich. Neben Vitamin B_{12} ist die ausreichende Versorgung mit Vitamin D, Zink und Jod kritisch – bei Frauen möglicherweise auch Eisen. Und nicht zu vergessen: In veganer Ernährung finden sich keine langkettigen Omega-3-Fettsäuren (Eicosapentaen- und Decosahexaensäure, kurz EPA und DHA). Die pflanzliche Omega-3-Fettsäure (Alpha-Linolensäure) ist kein adäquater Ersatz, da der Körper diese Fettsäure nur in geringem Maße nutzen kann. Inzwischen gibt es jedoch Algenzüchtungen, die EPA und DHA entstehen lassen, und es werden entsprechende Öle im Handel angeboten.«

Ist für Ausdauersportler eine vegane Ernährung einfacher als für Kraftsportler?

Zumindest behaupten das Bodybuilder gerne, wenn sie mit veganen (Ausdauer-)Sportlern diskutieren. Aber stimmt da so wirklich? Schließlich brauchen auch Ausdauersportler jede Menge Protein für ihre Muskeln. Und das Thema Eiweiß gilt ja häufig als Knackpunkt, wenn es darum geht, ob eine rein pflanzliche Ernährung für Sportler machbar bzw. sinnvoll ist oder nicht.

Interessanterweise lässt sich die Frage, ob vegan für Ausdauersportler nun geeigneter ist als für Kraftsportler, nicht einmal von den Experten wissenschaftlich eindeutig beantworten. Dr. Nicolai Worm erklärt dazu: »Die Frage kann man nicht informiert beantworten, da es keine systematischen Untersuchungen zu dieser Fragestellung gibt.« Nach Einschätzung des Ernährungsexperten dürfte aber zumindest die Deckung des Proteinbedarfs für Ausdauersportler einfacher sein: »Im leistungsorientierten Ausdauersport empfiehlt man zur

Regeneration eine leicht erhöhte Proteinzufuhr im Bereich von 1,0 bis 1,4 Gramm pro Kilogramm Körpergewicht. Im Kraftsport werden bis zu 2 Gramm pro Kilogramm Körpergewicht empfohlen. Kraftsportler wiegen typischerweise viel mehr als Ausdauersportler. Das erfordert erhebliche Proteinmengen, und diese mit natürlicher pflanzlicher Kost abzudecken ist nicht für jeden einfach. Hülsenfrüchte sind die wichtigsten veganen Proteinquellen. Aber es entstehen dabei sehr große Portionen, die nicht immer gut verträglich sind.«

Worm führt weiter aus: »Hülsenfrüchte sind außerdem gleichzeitig relativ reich an Kohlenhydraten und enthalten auch ein wenig Fett, sodass damit auch eine hohe Kalorienzufuhr erreicht wird.« Das ist für vegane Ausdauersportler mit einem sehr hohen Kalorienverbrauch, wie z. B. Ruderer, Marathonläufer etc., kein Problem, für Kraftsportler ist eine solch hohe Kalorienzufuhr aber nicht immer zielführend.

12
Veganer Muskelaufbau

Im Film *The Game Changers* kommen viele Ausdauerathleten zu Wort, und James Wilkins, ehemaliger MMA-Kämpfer und Kommentator im Film, stellt selbst die Frage, ob eine vegane Diät denn auch für Kraftsportler geeignet sei. Für einen starken und gezielten Muskelaufbau ist ja eine ganz andere Ernährungsweise notwendig als für Ausdauersport. Und natürlich wird auch hier die Proteinfrage gestellt, ohne die eine Erörterung von Ernährung und Kraftsport wohl niemals auskommt. Denn Protein = Muskeln, zumindest wird die Ernährung für Bodybuilder oft darauf reduziert.

Zwei professionelle Kraftsportler kommen in der Doku zu Wort: zum einen der amerikanische Gewichtheber Kendrick James Farris, zum anderen der deutsche Strongman Patrik Baboumian, der in Debatten zu veganer Ernährung und Kraftsport oft herangezogen wird. Im Film begleitet James Wilkins den Berliner Baboumian bei seinen Trainingseinheiten und lässt sich von seinen Erfolgen und seinen Erfahrungen mit der veganen Ernährung berichten. Baboumian erzählt dabei unter anderem, dass er sich vor der Umstellung auf komplett vegan von Gegnern oft anhören musste, dass er mit einer veganen Diät niemals sein Gewicht und sein Leistungsniveau werde halten können. Als er seine Ernährung dann aber tatsächlich auf rein pflanzliche Kost umstellte, nahm er sogar 25 Kilogramm zu. Ohne weitere Ausführungen scheint diese Aussage zu beweisen, dass der Strongman nur durch die Ernährungsumstellung 25 Kilogramm zugenommen hat. Der Sporternährungswissenschaftler Asker Jeukendrup hinterfragt dies jedoch in einem Artikel zur Dokumentation auf seiner

Webseite *mysportscience.com*. Während er nicht infrage stellt, dass diese Gewichtszunahme mit einer veganen Diät durchaus möglich sein kann, weist er dennoch darauf hin, dass dieses Statement von Patrik Baboumian ohne weiteren Kontext noch nicht beweist, dass der Wechsel zur veganen Ernährung der Grund für die Gewichtszunahme ist. Was wie ein lebender Beweis wirkt, ist zumindest aus wissenschaftlicher Sicht keiner. Denn es kann nicht nachgewiesen werden, dass eine solche Gewichtszunahme nicht auch mit einer anderen Ernährungsform hätte erreicht werden können (und bestimmt auch erreicht werden kann). Wobei ja auch nicht behauptet wird, dass eine solche Erhöhung des Gewichts **ausschließlich** durch eine vegane Diät möglich ist, sondern nur, dass sie **auch** mit einer veganen Diät möglich ist.

Worauf müssen Kraftsportler bei ihrer Ernährung achten?

Wer ambitioniert Kraftsport ausübt, muss sich mit seiner Ernährung auseinandersetzen, um Erfolge zu erzielen. Ohne eine an die Belastung angepasste Ernährung wird es sonst schwer bis unmöglich, das gewünschte Muskelwachstum zu erreichen, zumindest wenn man schon länger dabei ist. Anfänger schaffen es häufig, auch ohne angepasste Ernährung Muskeln aufzubauen. Wer aber eine dauerhafte Leistungssteigerung erzielen will, muss sich als Bodybuilder irgendwann auch mit dem Thema Essen auseinandersetzen. Und tatsächlich beschäftigen sich viele Kraftsportler sehr intensiv mit ihrer Ernährung, insbesondere mit der Proteinaufnahme und der Makronährstoffverteilung.

Dr. Claudia Osterkamp-Baerens, Diplom-Ökotrophologin aus der Ernährungsberatungspraxis topathlEAT in München (www.topathlEAT.de), erklärt noch einmal genau, worauf es bei der Ernährung von Kraftsportlern ankommt: »Kraftsportler sind in aller Regel aufgrund ihrer Muskelmasse recht schwer, was zu einem relativ hohen Ruheumsatz und nachfolgend auch zu einem relativ hohen Gesamtenergiebedarf von oftmals an die 4.000 kcal pro Tag (bei normalem Training) führt. Und das, obwohl Kraftsportler im Training selbst weniger Energie umsetzen als z. B. Ausdauersportler. Der hohe Energieverbrauch führt dazu, dass Kraftsportler viel essen müssen, was viele anstrengend finden und die Hauptursache für Probleme beim Muskelaufbau und Halten der Masse ist.«

Was ist Hypertrophie?

Der medizinische Begriff »Hypertrophie« kommt aus dem Altgriechischen bzw. Neulateinischen und bedeutet »Überernährung«. Hypertrophie bezeichnet eine Größenzunahme eines Organs oder eines Gewebes – im Kraftsport sind damit die Muskeln gemeint –, die unabhängig vom normalen Wachstum stattfindet. Dabei kommt es zu einer Vergrößerung der einzelnen Zellen, z. B. durch die vermehrte Beanspruchung bei regelmäßigem Krafttraining. Hypertrophie kann krankhaft und gesundheitsschädlich sein, im Kraftsport handelt es sich jedoch um einen gewünschten und gezielt herbeigeführten Effekt.

Es kommt beim Kraftsport also nicht nur auf die Qualität, sondern auch auf die Quantität der Nahrung an. Das gilt vor allem, wenn der Fokus auf der Hypertrophie liegt. Eine tägliche ausreichende Energieversorgung muss gewährleistet werden – es darf hier auch lieber etwas mehr als zu wenig sein –, und es muss auf die Proteinaufnahme geachtet werden. Wichtig ist auch, generell alle relevanten Nährstoffe abzudecken, ausreichend Obst und Gemüse als Basenbildner zu konsumieren und genügend Flüssigkeit aufzunehmen. Insbesondere vor dem Training sollte auf eine ausreichende Kohlenhydratzufuhr geachtet werden, damit der Körper im Training die nötige Energie hat.

Die große Proteinfrage

Bodybuilder brauchen Protein, um ein Muskelwachstum zu erzielen. Dem widerspricht niemand. Aber wie viel Protein, das ist die Frage! In vielen Foren und Social-Media-Gruppen zum Thema Muskelaufbau wird eine extrem hohe Eiweißzufuhr propagiert, ganz nach dem Motto: Viel hilft viel! Dabei kann der Körper nur eine gewissen Menge an Protein aufnehmen und für den Muskelaufbau verwenden. Wer natürlich trainiert und nicht auf illegale Substanzen für mehr Gains zurückgreift – mit denen tatsächlich ein (unnatürlich) erhöhtes Muskelwachstum provoziert werden kann, das wiederum eine stark erhöhte Eiweißzufuhr benötigt –, hat in der Regel einen Proteinbedarf, der komplett über die Ernährung abgedeckt werden kann und ohne Nahrungsergänzungsmittel wie Proteinshakes auskommt. Dr. Osterkamp-Baerens fasst die aktuellen Empfehlungen für die Eiweißzufuhr in Krafttrainingsphasen mit dem Ziel der Hypertrophie so zusammen: »Egal ob vegan oder nicht, der Konsum von hochwertigem Eiweiß in der Höhe von ca. 0,4 Gramm pro Kilogramm Körpergewicht direkt nach dem Training ist für eine möglichst hohe Muskelproteinsynthese im trainierten Muskel hilfreich. Diese Proteingabe sollte alle 3 bis 4 Stunden wiederholt werden, sodass eine gleichmäßige Proteinverteilung über den Tag mit 4 bis 5 Mal 0,4 Gramm pro Kilogramm Körpergewicht – inklusive der bereits erwähnten Eiweißzufuhr direkt nach dem Training – erreicht wird. Mit hochwertigem Eiweiß sind proteinhaltige Nahrungsmittel gemeint, die alle essenziellen Aminosäuren enthalten. Dabei sollte die Aminosäure Leucin zwischen 2 und 3 Gramm liegen. Diese Ernährungsweise ist während der gesamten Hypertrophiephase zu fahren, um ein möglichst starkes Muskelwachstum zu erzielen.«

Veganer Kraftsport – geht das wirklich?

Wir haben gelernt, dass Kohlenhydrate für Bodybuilder genauso wichtig sind wie Proteine. Und Kohlenhydrate stammen in der Regel aus pflanzlichen Quellen. Es sollte für vegane Kraftsportler also kein Problem sein, ausreichend Kohlenhydrate aufzunehmen. Aber was ist mit Eiweiß? Als besonders hochwertige Proteinquellen werden in der Regel tierische Produkte wie Quark oder Hüttenkäse genannt. Hier eine aufschlussreiche Tabelle von Dr. Osterkamp-Baerens:

Hochwertiges Eiweiß in Lebensmitteln
200 g körniger Frischkäse
250 g Quark (Magerstufe oder 20 % Fett)
400 g griechischer Naturjoghurt
750 ml Milch oder Naturjoghurt
120 g mageres Fleisch oder magerer Fisch
130 g Lachsfilet
1 Dose Thunfisch im eigenen Saft
3 bis 4 Eier
750 ml Sojamilch oder Sojajoghurtalternative
Alle Beispiele enthalten 25–30 g hochwertiges Eiweiß. Diese Menge entspricht ca. 0,4 g Protein pro kg Körpergewicht für einen Gewichtsbereich von 62 bis 75 kg.

Die Tabelle führt nur eine vegane Eiweißquelle auf, wobei es natürlich noch viele weitere gibt. Aber das Protein der Sojabohne gehört zu den wenigen pflanzlichen Proteinen, die als hochwertige Eiweißquelle im Sinne der oben ausgeführten Kriterien bezeichnet werden können. Es enthält die neun essenziellen Aminosäuren in etwa den Mengen, wie sie im menschlichen Protein eingebaut sind. Bohnen- oder Weizeneiweiß haben dagegen deutlich weniger Methionin bzw. Lysin. Sie müssen mit anderen Lebensmitteln kombiniert werden, um diese Schwächen auszugleichen. Das dürfte auch der Grund dafür sein, dass Soja gerade im Kontext Muskelaufbau das bisher am besten untersuchte pflanzliche Eiweiß ist und deshalb gerne und häufig als Vergleich herangezogen wird.

Zur Frage, ob es möglich ist, sich als professioneller Kraftsportler vegan zu ernähren und dabei sein Leistungsniveau zu halten bzw. gar zu steigern, gibt die Ernährungswissenschaftlerin eine klare Antwort: »Grundsätzlich ja.« Sie schränkt jedoch ein: »Aber hier spielt auch das Leistungsniveau eine Rolle. Je besser jemand ist und je wichtiger ihm die Leistung ist, desto wichtiger werden kleine Unterschiede. Aktuell ist relativ unklar, wie Sojaeiweiß (das am besten untersuchte pflanzliche Protein und unter den bisher überhaupt untersuchten pflanzlichen Proteinen das mit der besten Eiweißqualität) zu bewerten ist. Es ist belegt, dass Sojaprotein die Muskelproteinsynthese nach dem Krafttraining etwas weniger stark zusätzlich stimuliert als Molkeneiweiß. Woran das genau liegt, ist aktuell noch unklar. Hartmann et al. 2007 haben gezeigt, dass in 12 Wochen Krafttrainingsphase (mit 5 x pro Woche Krafttraining) die Gruppe, die nach dem Training 500 g Milch aufgenommen hat, signifikant mehr fettfreie Masse ohne Knochen (= Muskelmasse) zugelegt hat als die Kontrollgruppe (kein Eiweiß) und die Gruppe mit 500 ml Sojaproteindrink. Der Unterschied im Zuwachs an fettfreier Masse ohne Knochen zwischen Soja und Milch betrug ca. 2 %. Das ist nicht viel, kann aber für einen echten Leistungssportler, der am Limit der Belastbarkeit trainiert, einen entscheidenden Unterschied ausmachen.«

Ein Profi packt aus: Der Bodybuilder Torre Washington zeigt – Kraftsport und Veganismus passen super zusammen

Ein lebender Beweis, dass veganes Bodybuilding möglich ist, auch auf einem professionellen und sehr erfolgreichen Niveau, ist der amerikanische Bodybuilder Torre Washington. Der professionelle Bodybuilder, NASM-zertifizierte Coach und Sprinter ist seit 1998 Veganer (davor war er Vegetarier) und nimmt seit 2009 an Bodybuildingwettkämpfen teil. Er hat zwischen 2011 und 2012 den ersten, zweiten und dritten Platz bei der Musclemania Universe Open Bodybuilding belegt, zahlreiche Awards gewonnen und wurde in unzähligen Magazinen gefeatured.

Torre Washington erklärt, er habe die Veränderung seines Lebensstils ohne Leistungseinbußen vollzogen. Im Gegenteil, zu seiner körperlichen Entwicklung nach der Ernährungsumstellung sagt er: »Ich konnte nach der Umstellung keinen Abfall meiner Performance oder Stärke feststellen, aber ich bemerkte eine deutliche Steigerung meiner Gesundheit und eine Verkürzung meiner Regenerationszeit.«

Natürlich muss sich auch der amerikanische Profi regelmäßig Vorurteile über die Eignung einer veganen Diät für Kraftsportler anhören: »Einige der gängigen Vorurteile sind, dass meine vegane Ernährung mich nicht mit allen Aminosäuren versorgen kann, dass das Muskelwachstum nur noch minimal sein wird und es schwer werden wird, sehr lean zu werden mit all den Kohlenhydraten, die eine rein pflanzliche Diät enthält.«

Um diese Vorurteile zu entkräften, muss man sich allerdings nur Torres Körper und seine Erfolge anschauen. Das sollte jeden Kritiker zum Schweigen bringen.

Ernährungstipps für vegane Bodybuilder von Torre Washington

Veganen Bodybuildern rät Washington, besondere Aufmerksamkeit auf die Ruhephasen zu legen, für eine ausreichende Kalorienaufnahme zu sorgen und reichlich Mikronährstoffe in den Speiseplan aufzunehmen.

Was isst der Profi selbst an normalen Trainingstagen, und wie passt er seine Ernährung vor einem Wettkampf an? Der vegane Profi hat uns seine Basisformel und Lieblingslebensmittel verraten: »An normalen Trainingstagen nehme ich von allen Makronährstoffen am meisten Kohlenhydrate zu mir. An den Tagen vor einem Wettkampf ist meine Kohlenhydratzufuhr niedriger als die der anderen Makronährstoffe. Ehrlich gesagt, ist mein Speiseplan jeden Tag sehr unterschiedlich, bleibt von den Lebensmitteln her in Trainings- und Wettkampfzeiten aber gleich. Hier sind einige der Lebensmittel, die ich regelmäßig einbeziehe: Tofu, Tempeh, Seitan, Longeve Brands (Erbsenprotein Crumbles), Rosenkohl, Spargel, Grünkohl, Spinat, Brokkoli sowie grüne und gelbe Paprika.«

Dazu kombiniert der Bodybuilder in der Regel vermutlich Kohlenhydrate in Form von Vollkornpasta, (Vollkorn-)Reis, Quinoa und Kartoffeln. Wer es genau wissen will, bekommt auf der Webseite *www.torrewashington.com* den NOURISH Nutrition Guide mit Tipps zur veganen Ernährung und über 45 einfachen veganen Rezepten. Wer dazu noch trainieren will, findet dort auch Torres PRIMER Bodybuilder Guide zum Kaufen.

Und was essen vegane Kraftsportler am besten nach einem harten Workout? Torre, der übrigens keine zusätzlichen Supplemente oder Vitamine einnimmt (bei den Vitaminen würden unsere Sporternährungsexperten sicher den Kopf schütteln und dringend zur Einnahme von Vitamin B_{12} raten), empfiehlt: »Es gibt nicht die eine beste Mahlzeit oder ein besonders gutes Lebensmittel. Die ideale Mahlzeit nach dem Training besteht aus schnell verdaulichen Kohlenhydraten, die

die Proteinaufnahme in den Blutkreislauf unterstützen, und weiteren Lebensmitteln, die den Glykogenspeicher wieder auffüllen.«

In einer veganen Ernährung, die auch immer dem Tierwohl und der Umwelt zuträglich ist, sieht Torre Washington deutliche Benefits einer veganen Diät für Bodybuilder: »Vegane Ernährung bringt einfach eine bessere Lebensqualität, z. B. mehr Ballaststoffe aus natürlichen Quellen, die die Verdauung und Darmreinigung unterstützen, sowie weniger Belastung für den Darm.«

Welche ernährungstechnischen Stolpersteine sieht Sporternährungsexpertin Dr. Osterkamp-Baerens für vegane Kraftsportler?

Bei Torre Washington klingt das mit der veganen Diät als Profibodybuilder super einfach und sieht auch gut aus. Die Ernährungsexpertin hat aber noch ergänzende Überlegungen: »Veganer haben im Vergleich zu Fleischessern eine geringere Menge an Kreatin und Carnosin im Muskel – beides Substanzen, die die Belastbarkeit im Krafttraining und gegebenenfalls auch im Wettkampf (z. B. im Gewichtheben, Wurfdisziplinen, alpinen Rennsport und in ähnlichen Disziplinen) beeinflussen können. Noch ist nach meinem Kenntnisstand kaum untersucht, ob diese geringeren Spiegel bei Veganern im Kraftsport wirklich Nachteile haben. Das dürfte aber auch von der Klasse der Athleten abhängen. Je austrainierter jemand ist, desto wichtiger werden auch die Kleinigkeiten. Und natürlich könnten hier auch Veganer substituieren. Kreatin wird chemisch hergestellt, die Präparate haben daher keinen tierischen Ursprung. Bei Beta-Alanin als der zu substituierenden Vorläufersubstanz von Carnosin weiß ich das gar nicht.« [Anmerkung der Autorin: Es gibt auf jeden Fall als vegan ausgewiesene Beta-Alanin-Supplemente].

Eine weitere Hürde in der veganen Ernährung bei Kraftsportlern sieht Osterkamp-Baerens in der Energiezufuhr: »Der hohe Energiebedarf ist vegan oft nur möglich, wenn auch ausreichend höher verarbeitete Lebensmittel verzehrt werden. Sonst ist es schwer, die erforderliche Nahrungsmenge durch den Verdauungstrakt zu bringen. Diese gilt natürlich auch für omnivore Bodybuilder, ist für Veganer aber meines Erachtens relevanter. Diese essen meist mehr Bohnen, Gemüse, ganze Körner etc. als Mischköstler, sodass sie oft satt sind, bevor sie ausreichend Energie aufgenommen haben. Nicht alle veganen Sportler sind sich bewusst, dass dies zu einer zu niedrigen Gesamtkalorienaufnahme pro Tag führen kann.«

Und auch bezüglich der Eiweißzufuhr gibt Osterkamp-Baerens noch etwas zu bedenken: »Alle Untersuchungen zur Wirksamkeit von Sojaeiweiß sind mit Sojaproteinkonzentraten oder -isolaten gemacht worden. Hier liegt die Resorptionsquote (= der prozentuale Anteil, der von der gegessenen Proteinmenge tatsächlich im Darm auch aufgenommen wird und im Körper landet) ähnlich hoch wie bei Milch oder anderen tierischen Produkten, nämlich bei ca. 95 Prozent. Aus den ganzen Bohnen, Mais, Reis und Co. schaffen es dagegen nur 80 bis 90 Prozent des enthaltenen Proteins in den Körper. Experten sind sich weitgehend einig, dass das an sich kein Problem ist, wenn einfach um diese ca. 10 bis 15 Prozent mehr davon gegessen wird. In der Praxis ist das für Sportler aber eine Challenge: Für ca. 40 Gramm Protein (= Athlet mit 85 kg x 0,4 g = 34 g + 15 % Aufschlag für die geringere Resorptionsquote) müsste ein veganer Sportler rund 360 bis 500 Gramm gekochte Sojabohnen essen (100 g gekochte und damit verzehrfähige Sojabohnen enthalten je nach Nährwerttabelle 8 bis 11 g Eiweiß/100 g). Das ist kaum in einer Portion essbar. Vegane Kraftsportler, denen ihre Leistungsentwicklung wichtig ist, müssen sich daher Gedanken über Zubereitungsformen machen und verstärkt mit Leguminosenmehlen und anderen konzentrierteren Lebensmitteln wie Tofu, Tempeh, Sojaquark u.Ä. arbeiten. Einfach mal ein paar Hülsenfrüchte mit auf den Teller zu legen reicht nicht.«

Die Diplom-Ökotrophologin rät übrigens allen Sportlern, nicht nur Veganern, dazu, wenigstens einmal mithilfe einer professionellen Ernährungsanalyse bei einer im Sport versierten Ernährungsfachkraft zu überprüfen, ob die Energiezufuhr den Energieumsatz abdeckt, ob das Kohlenhydrat- und Fettverhältnis der Ernährung zu dem im Training gesetzten Verhältnis passt und ob alle wichtigen Nährstoffe in ausreichenden Mengen enthalten sind. Alle Tipps gelten übrigens für Profi- wie auch Hobbykraftsportler. Wer ambitioniert trainiert, muss als Laie ebenso sehr auf seine Ernährung achten wie als Spitzensportler, wenn er das Optimum aus seinem Training herausholen will. Wer nur ab und an Gewichte stemmt und kein großes Muskelwachstum im Auge hat, für den ist es zum einen nicht weiter schlimm, wenn er im Training nicht so gut drauf ist oder die Effekte des Trainings suboptimal ausfallen. Zum anderen ist es für diese Sportler aber in der Regel auch einfacher, ihren Energiebedarf zu decken, da dieser gar nicht so hoch ausfällt. Und je geringer der Energiebedarf, desto einfach ist es, die entsprechende Kalorienmenge vegan zu erreichen.

Ist vegan nun also die bessere oder schlechtere Ernährung für Kraftsportler?

Hier deckt sich die Aussage von Dr. Osterkamp-Baerens mit den Aussagen von Uwe Schröder und unseren Recherchen, die im Kapitel »Vorteile und Nachteile einer veganen Ernährung im Sport« zusammengefasst sind: »Mir ist wichtig festzuhalten, dass aktuell nichts dafür spricht, dass die Umstellung auf vegan einen Leistungsvorteil bringt, der über die Vorteile hinausgeht, die eine allgemeine Optimierung der Energie- und Nährstoffzufuhr mit sich bringt. Vergleiche ich eine omnivore Ernährung mit Energiedefizit, zu wenig Obst und Gemüse und schlechter Eiweißverteilung mit einer vegan ausgerichteten Ernährung, die alle diese Punkte verbessert, ist es klar, dass sich der Sportler besser fühlt und im Training mehr geht. Das wäre aber mit hoher Wahrscheinlichkeit auch der Fall, wenn der gleiche Sportler seine omnivore Ernährung entsprechend umstellen würde – zumindest nach momentanem Kenntnisstand. Umgekehrt ist die individuelle Entscheidung, sich vegan ernähren zu wollen, zu respektieren. Es ist die Frage, ob man die sportliche Leistung dagegen überhaupt aufwiegen kann und sollte. Das meiste kann aber ganz offensichtlich gut ausgeglichen werden, was ja die erfolgreichen veganen Sportler zeigen. Die Frage bleibt halt: Könnten sie noch besser sein, wenn sie wenigstens ein paar tierische Produkte einbauen würden? Das kann aktuell nicht abschließend beantwortet werden.«

13
Vegane Ernährung und der Umweltfaktor

Darüber, ob eine rein pflanzliche Ernährung nun gesünder ist als eine ausgewogene Mischkost, streiten sich die Geister (und Ernährungswissenschaftler). Und auch, ob sie Sportlern nun Vor- oder Nachteile bringt, lässt sich nicht hundertprozentig abschließend klären. Aber bei einer Sache sind sich eigentlich alle Experten einig: Eine vegane Ernährung bzw. ein veganer Lifestyle ist gut für die Umwelt. Diskutiert wird lediglich über die Stärke des Impacts, den es hätte, wenn *alle* Menschen auf eine reine Pflanzenkost umsteigen würden.

Natürlich können Wissenschaftler hier auch nur mit Hochrechnungen arbeiten, da sich die Weltbevölkerung ja nur zu einem (noch) geringen Prozentsatz vegan bzw. vegetarisch ernährt; dennoch gibt es verlässliche Zahlen, mit denen die Experten hochrechnen können, welchen Einfluss unsere Ernährungsweise auf die Ökobilanz hat.

Veganer leben bewusster

Wer Veganer kennt oder sie befragt, findet schnell heraus, dass die meisten Menschen, die einer rein pflanzlichen Ernährung oder gar einem komplett veganen Lebenstil folgen, oftmals generell bewusster leben. Sie kaufen häufiger Bioprodukte, legen Wert auf Nachhaltigkeit in der Produktion ihrer Konsumgüter, sparen Energie und Plastik ein und versuchen vielleicht sogar beim Reisen, einen möglichst geringen CO_2-Abdruck zu hinterlassen (keine Kreuzfahrten und wenig Flugreisen, Zug statt Auto etc.). Natürlich trifft dies nicht auf alle Veganer zu, aber der Anteil derer, die versuchen, ein umweltfreundlicheres Leben zu führen, ist in dieser Gruppe deutlich höher als in der Gesamtbevölkerung – zumindest in unserer westlichen bzw. in der industrialisierten Welt. In anderen Teilen unseres Erdballs leben auch viele Vegetarier oder Veganer (z. B. in Indien), die sich aus religiösen oder kulturellen Gründen ohne Fleisch oder tierische Produkte ernähren, oder aber es fehlt den Familien schlichtweg das Geld für eine Ernährung mit teurem Fleisch.

Was versteht man unter einem veganen Lifestyle?

Es macht einen Unterschied aus, ob man sich »nur« rein pflanzlich ernährt oder ob man vegan lebt. Bei Ersterem wird nur auf die Ernährung geachtet, das heißt, es werden keine tierischen Lebensmittel oder Produkte mit tierischem Anteil konsumiert. Dies schließt in der Regel Lebensmittel wie Honig ein. Ebenfalls auf der Tabuliste stehen bei vielen Veganern Medikamente, Nahrungsergänzungsmittel und Kosmetika, die tierische Bestandteile enthalten. Das betrifft z. B. Medikamente oder Supplemente in Kapselform, die häufig Gelatine enthalten. Veganer fragen in der Apotheke nach und achten generell beim Kauf solcher Produkte darauf, dass die Kapseln aus einem anderen Material (z. B. Zellulose) bestehen. Auch können beispielsweise Vitamin-D_3-Präparate tierische Komponenten enthalten, da das Vitamin oft aus Wollwachs gewonnen wird. Für strenge Veganer sind solche Produkte tabu. Auch legen viele 100-Prozent-Veganer Wert auf eine möglichst regionale und saisonale Ernährung, um ihren CO_2-Abdruck gering zu halten. Denn der Konsum von Produkten, die über weite Wege transportiert werden müssen oder in energieintensiver Treibhauszüchtung produziert werden, steigert unseren persönlichen CO_2-Fußabdruck enorm.

Wer vegan lebt und nicht nur vegan isst, der geht aber noch weiter. Bei einem veganen Lebensstil wird so weit wie möglich auf alles verzichtet, was von Tieren stammt: Es werden kein Schuhe oder Kleider aus Leder, Wolle oder Seide gekauft, Bienenwachskerzen sind ebenso tabu wie Produkte (z. B. Spielzeug, Schuhe etc.), die mit Kleber mit tierischen Bestandteilen geklebt sind. Auch bei Hygiene- und Kosmetikprodukten schauen vegan lebende Menschen genauer hin, denn auch diese sollen frei von tierischen Bestandteilen sein und ohne Tierversuche entwickelt werden. Mittlerweile gibt es dazu viele Listen und Tabellen im Internet, in denen Firmen und ihre Haltung zu Tierversuchen vermerkt sind, sodass man nicht alle Informationen selbst recherchieren muss. Dies wäre auch gar nicht so einfach, da viele Marken zu größeren Unternehmen gehören. So kann auf einem Kosmetikprodukt der Marke XY stehen, dass es tierversuchsfrei und vegan ist. Wenn die Firma aber wiederum zu einem Unternehmensnetzwerk gehört, das auch Marken einschließt, die nicht vegan bzw. tierversuchsfrei sind, wäre auch das eigentlich unbedenklich gelabelte Produkt von XY für Veganer nicht akzeptabel, da die Inhaltsstoffe vielleicht einfach nur im Namen einer nichtveganen Marke des Unternehmenskonglomerats an Tieren getestet wurden.

Auch bei der Wahl ihrer Verkehrsmittel versuchen Menschen, die sich einem veganen Lifestyle verschrieben haben, möglichst tier-, umwelt- und ressourcenschonend zu sein. Auf Fernreisen mit dem Flugzeug wird weitgehend verzichtet, Kreuzfahrten sind sowieso tabu, und der Zug ist dem Auto immer vorzuziehen. Auf kurzen Distanzen schlagen Fahrrad und öffentliche Verkehrsmittel den eigenen PKW.

Wer zu 100 Prozent (oder zumindest so weit wie möglich) vegan leben möchte, der muss sich sehr gewissenhaft mit seinem Konsumverhalten auseinandersetzen. Dafür braucht es viel Zeit, Interesse und Überzeugung, das Richtige zu tun.

Vegan ist besser: die Oxfordstudie

Dass vegan besser ist – zumindest für die Umwelt –, wurde in einer groß angelegten Studie der Universität Oxford bestätigt.

In der Studie von Wissenschaftlern der renommierten britischen Universität wurden drei verschiedene Ernährungsweisen – vegane Ernährung, vegetarische Ernährung und eine Ernährung nach den Empfehlungen der WHO mit wenig rotem Fleisch und einer gewissen Menge Obst und Gemüse – und ihre Auswirkungen auf die menschliche Gesundheit, die Wirtschaft und die Umwelt in einem Zeitraum bis 2050 verglichen. Die Ergebnisse basieren auf Hochrechnungen und werden einem Vergleichsszenario gegenübergestellt, das auf einer Prognose der Vereinten Nationen zur Entwicklung der Konsumgewohnheiten beruht. Dabei geht man von einem steigenden Tierproduktkonsum in den Entwicklungsländern aus.

Ernährung und Gesundheit

Die Untersuchung kommt bei der Betrachtung des Zusammenhangs von Ernährungsweise und gesundheitlichen Auswirkungen zu dem Schluss, dass ein hoher Verzehr von rotem und verarbeitetem Fleisch in Kombination mit einem niedrigen Konsum von pflanzlicher Kost das Risiko für einen früheren Tod, Übergewicht und die Entstehung von chronischen Krankheiten wie z. B. Herz-Kreislauf-Erkrankungen und Diabetes deutlich erhöhen kann.

Würde sich die Weltbevölkerung nach den Vorgaben der WHO ernähren, könnte dies, immer bis zum Jahr 2050 gerechnet, Krankheiten vorbeugen und die allgemeine Gesundheit verbessern, sodass weltweit mit 5,1 Millionen weniger Toten pro Jahr zu rechnen wäre. Eine vegetarische Kost würde rechnerisch 7,3 Millionen Menschen das Leben retten und eine rein pflanzliche Ernährung sogar 8,1 Millionen. Eine beeindruckende Zahl – und unter den hypothetisch Überlebenden würde sich bestimmt auch mindestens eine Person befinden, die man persönlich kennt.

Ernährung und Wirtschaft

Ernährung ist Konsum, und Konsum ist ein bedeutender Faktor unseres Wirtschaftssystems. Nicht umsonst gibt es Dinge wie den

Konsumklimaindex. Welche Auswirkungen eine bestimmte Ernährungsweise auf die Weltwirtschaft hat, wurde deshalb ebenfalls in der Oxfordstudie untersucht. Und das Ergebnis ist beeindruckend, denn je weniger Fleisch und tierische Produkte konsumiert werden, desto mehr Geld kann eingespart werden. Diese Einsparungen von stolzen 700 Milliarden bis 1 Billion US-Dollar pro Jahr kommen hauptsächlich durch eine Senkung der Gesundheits- und Betreuungskosten zustande, welche im Gegenszenario durch den Verlust von Arbeitskraft bei gesundheitlichen Problemen verursacht werden. Käme es infolge einer geänderten Ernährung mit weniger tierischen Produkten zu einer geringeren Treibhausgasemission, so würde sich dies ebenfalls positiv auf die Weltwirtschaft auswirken. Hier lägen die Einsparungen nach den Hochrechnungen bei bis zu 570 Milliarden Dollar jährlich.

Ernährung und Umwelt

Dass unsere Ernährung deutlichen Einfluss auf den Klimawandel hat, klang im letzten Absatz ja schon an. Die Studie leuchtet diesen Aspekt noch deutlicher aus und bescheinigt, dass sich durch den Verzicht auf möglichst viele tierische Produkte auch viele Treibhausgase einsparen lassen. Dabei würde bereits eine Ernährung nach den Empfehlungen der WHO die ernährungsbedingte Treibhausgasemission (Vorsicht, nicht die gesamte Treibhausgasemission) um immerhin 29 Prozent reduzieren.

Eine vegetarische Ernährung bringt schon eine doppelt so hohe Reduzierung von ca. 63 Prozent, und eine weltweit eingehaltene vegane Diät würde den durch unsere Ernährung bedingten Treibhausgasausstoß gar um etwa 70 Prozent senken. Laut der Studie ist unsere heutige Ernährungsweise für mehr als ein Viertel der gesamten Treibhausgasemission verantwortlich, und davon werden bis zu 80 Prozent nur von der Tierhaltung verursacht.

Vegan wäre besser, aber …

Die Ergebnisse der Studie sind laut einem der beteiligten Wissenschaftler ein deutliches Argument dafür, dass es weltweit mehr Anstrengungen geben muss, eine gesündere, sprich weniger tierproduktlastige und damit umweltfreundlichere Ernährungsweise zu fördern.

Natürlich ist es unrealistisch, davon auszugehen, dass sich in naher Zukunft die gesamte Weltbevölkerung vegan ernähren wird. Selbst eine vegetarische Ernährung stellt für viele Menschen, gerade in den westlichen Industrieländern, eine (zu) große Einschränkung ihrer (gefühlten) Lebensqualität dar. Ein Hinwirken der Politik auf eine Reduzierung des Fleischkonsums – sei es durch sanfte Methoden wie flächendeckende Aufklärung oder mit eher harten Bandagen wie z. B. einer Fleischsteuer – scheint im Licht der Oxfordstudie aber durchaus sinnvoll für alle Lebewesen auf unserem Planeten: die zwei- wie auch die vierbeinigen (Federvieh eingeschlossen, auch wenn es nur zwei Beine hat).

14

Vegane Ernährung ist nicht gleich gesunde Ernährung

Nach dem Anschauen der Doku *The Game Changers* muss man eigentlich fast zu dem Ergebnis kommen, dass vegane Ernährung rundum gesund und besser ist – nicht nur, aber auch für Profisportler. Wie unsere Sporternährungsexperten in den letzten Kapiteln aber schon angedeutet haben, lässt sich das nicht so einfach sagen. Beim Thema Ernährung gibt es in vielen Fällen kein Schwarz oder Weiß, sondern man muss schon differenzierter hinschauen. Denn eine vegane Ernährung ist nicht per se gesünder oder überhaupt gesund. Wie bei allen Ernährungsweisen kommt es recht detailliert darauf an, was man isst. Man kann sich auch vegan sehr ungesund ernähren!

Wann ist eine vegane Ernährung ungesund?

Diese Frage lässt sich ganz pauschal für alle existierenden Ernährungsarten beantworten: Eine Ernährung ist dann ungesund, wenn sie nicht alle essenziellen Nährstoffe abdeckt, weil sie zu große oder zu kleine Mengen bestimmter Lebensmittelgruppen in den Speiseplan integriert bzw. ganze Lebensmittelgruppen weglässt.

Aber das Weglassen einer ganzen Lebensmittelgruppe, nämlich der tierischen Produkte, ist doch der Kern einer veganen Ernährung! Dann wäre eine rein pflanzliche Kost ungesund, oder? Nein, so kann man das nicht sagen, auch wenn Kritiker einer veganen Ernährung gerne so argumentieren.

Ungesund wird die rein pflanzliche Diät erst, wenn man sich nicht darüber informiert, welche wichtigen Nährstoffe in tierischen Produkten stecken und über welche pflanzlichen Quellen sie sich dennoch in den Speiseplan integrieren lassen.

In der Tat gibt es viele Veganer – die meisten davon sind allerdings keine Profisportler –, die sich sehr ungesund ernähren. Meist aus dem Grund, weil sie sich gar nicht oder nicht detailliert genug mit ihrem Speiseplan auseinandersetzen. Das kommt insbesondere, aber nicht nur bei vielen jugendlichen Veganern vor. Da werden aus Gründen der Überzeugung (oder vielleicht auch nur, weil es gerade cool zu sein scheint) Fleisch, Eier und Milchprodukte weggelassen, aber es wird nicht darauf geachtet, welche Nährstoffe damit reduziert werden.

In diesem Zusammenhang äußert auch der Sporternährungsexperte Uwe Schröder seine Kritik am Veganismus: »Was mich ärgert, sind hochverarbeitete ›vegane‹ Produkte, die allein deshalb, weil sie keine tierischen Bestandteile enthalten, als ›gesund‹ und ›hochwertig‹ eingestuft und entsprechend vermarktet werden. Hier fallen besonders viele jüngere, trendaffine Menschen auf ein geschicktes Marketing für ›Ernährungsmüll‹ herein.« Hochverarbeitete Lebensmittel sind nämlich selten gesund, da hilft auch kein Veganlabel. Veganer wie Mischköstler sollten von solchen Lebensmitteln die Finger lassen bzw. sie nur in einem sehr geringen Umfang konsumieren.

Wenn der Speiseplan dann noch hauptsächlich aus Nudeln mit Soße (ist ja auch sehr lecker) besteht, kann schnell ein Mangel entstehen. Man spricht in diesem Zusammenhang auch von sogenannten Spaghettiveganern oder auch Puddingveganern. Letzteres ergibt wenig Sinn, denn kaum ein Veganer ernährt sich nur von Pudding.

Der Begriff könnte sich aber auch auf die weichen bzw. porösen Knochen beziehen, die verschiedene Orthopäden in Zusammenhang mit einer einseitigen veganen Ernährung bringen. Ein durch das Weglassen von Milchprodukten induzierter Kalziummangel kann –

wenn das Kalzium nicht über andere Nahrungsquellen zugeführt wird – durchaus zu Knochenermüdung bis hin zu Ermüdungsbrüchen führen, die sich insbesondere bei sportlich aktiven Menschen schneller bemerkbar machen können. Auch ein Mangel an Vitamin D kann sich auf die Knochenstabilität auswirken. Da Vitamin D aber nur eingeschränkt über die Nahrung aufgenommen wird, betrifft dieser Mangel auch viele Mischköstler, zumindest in den weniger sonnenverwöhnten Regionen der Erde.

Kalzium wie auch Vitamin D lassen sich aber ohne Probleme vegan zuführen, sodass auch Veganer keine Angst vor schwachen Knochen haben müssen. Lebensmittel wie Nüsse, Samen, grünes Gemüse, kalziumreiches Mineralwasser und mit Kalzium angereicherte Pflanzendrinks (beispielsweise Soja-, Hafer-, Dinkel- oder Mandeldrinks) sorgen ohne Probleme für eine ausreichende Kalziumaufnahme. Und auch Vitamin D lässt sich gut pflanzlich substituieren, mittlerweile auch in der vom Körper besser aufnehmbaren Vitamin-D_3-Variante.

Eine vegane Ernährung ist also dann ungesund, wenn sie nicht ausgewogen ist und nicht alle wichtigen Nährstoffe enthält. Um dafür zu sorgen, dass dieser Fall nicht eintritt, muss man sich in der Tat in einem gewissen Umfang mit dem eigenen Speiseplan, den persönlichen Nährstoffbedürfnissen und der Zusammensetzung von Lebensmitteln auskennen. Da es dazu aber mittlerweile viele Dokumentationen und Bücher gibt, ist dies kein Hexenwerk.

Wann ist eine vegane Ernährung gesund?

Im Umkehrschluss ernährt man sich dann gesund – egal ob vegan oder omnivor –, wenn der Speiseplan alle lebenswichtigen bzw. gesundheitsförderlichen Nährstoffe enthält. Deshalb empfehlen Ernährungswissenschaftler schon seit Jahren, sich möglichst an der (veganen) Ernährungspyramide und den Empfehlungen der WHO zu orientieren. Viel Gemüse und Obst, dazu Vollkornprodukte, Nüsse, Samen, gesunde Fette, nicht zu viel Salz und ausreichend ungesüßte Getränke, und schon ist die Basis für eine gesunde vegane Ernährung gelegt.

Wer aus geschmacklichen, gesundheitlichen oder anderen Gründen seinen Speiseplan einengt, weil er z. B. viele Gemüsesorten nicht mag, auf Kohlenhydrate verzichten will oder eine Lebensmittelallergie hat, muss als Veganer besonders darauf achten, dass keine essenziellen Nährstoffe zu kurz kommen. Manche Vitamine, z. B. Vitamin B_{12}, sollten bzw. müssen bei einer veganen Ernährung generell über Supplemente abgedeckt werden, da sie über rein pflanzliche Nahrung nicht ausreichend aufgenommen werden können. Auch das oben erwähnte Vitamin D sollte man im Auge behalten.

Enthält der vegane Speiseplan aber alle lebensnotwendigen Nährstoffe und ausreichend Kalorien – beides angepasst an den eigenen Lebensstil und Gesundheitszustand –, dann ist eine rein pflanzliche Ernährung definitiv gesund. (Spitzen-)Sportler müssen besonders genau auf ihren persönlichen Bedarf achten, da sich dieser erheblich von den Durchschnittsbedürfnissen bzw. -empfehlungen unterscheiden kann. Je nach Sportart und Intensität der Ausübung müssen eventuell größere Anpassungen und Anstrengungen unternommen werden, um den veganen Ernährungsplan gesund und ausgewogen zu gestalten. Profis haben dafür in der Regel Sporternährungsexperten, die ihnen zur Seite stehen, aber auch Hobbysportler können sich von Diätcoaches beraten lassen oder sich mittels einfach zugänglicher Literatur selber schlaumachen. Kein Veganer muss einen Mangel erleiden, wenn er sich mit seiner Ernährung ausreichend auseinandersetzt.

7 einfache Tipps für eine gesunde vegane Ernährung

1. **Weglassen und hinzufügen**
   Viele Anfänger der veganen Ernährung (die sich zuvor nicht intensiv mit einer Ernährungsumstellung auseinandergesetzt haben, was weit häufiger vorkommt, als gut ist) lassen für ihren neuen rein pflanzlichen Ernährungsplan einfach alle tierischen Lebensmittel weg.
   Um sich aber dauerhaft gesund vegan zu ernähren, müssen die fehlenden Nährstoffe aus den tierischen Lebensmitteln durch solche aus einer pflanzlichen Quelle ersetzt werden. Es reicht nicht, statt des Schweineschnitzels ein veganes Schnitzel zu braten oder statt Kuhmilch eine pflanzliche Alternative in sein Müsli zu schütten. Für eine optimale vegane Ernährung muss der gewohnte Speiseplan bisheriger Mischköstler in den meisten Fällen neu organisiert und erweitert werden. Das bringt nicht nur alle essenziellen Nährstoffe auf den Teller, sondern auch mehr Abwechslung und Genuss.

2. **Information ist der Schlüssel**
   Wie in Punkt 1 schon erwähnt, geht die Ernährungsumstellung auf vegane Kost mit einer Informationspflicht einher – zumindest wenn man sicherstellen will, dass man alle wichtigen Nährstoffe konsumiert. Ein dauerhafter Mangel relevanter Nährstoffe wie DHA & EPA (Omega-3-Fettsäuren), Vitamin B_{12}, Vitamin D, Vitamin B_2, Kalzium, Eisen, Zink, Jod und Protein kann zu ernsthaften gesundheitlichen Problemen führen.

3. **Blutwerte checken**
   Vertrauen in die eigene ausgewogene vegane Ernährung ist gut, Kontrolle beim Arzt ist besser. Einmal im Jahr sollte man seine Blutwerte checken lassen, um einem Nährstoffmangel vorzubeugen. Genauere Infos dazu finden sich am Ende dieses Kapitels.

4. **Gezielt supplementieren**
   Wer sich abwechslungsreich und mit Köpfchen ernährt, braucht auch als Veganer in der Regel keine Nahrungsergänzungsmittel – bis auf Vitamin B_{12} und eventuell Vitamin D (je nach Lebensmittelpunkt und Aktivitätslevel im Freien). Man sollte aus Angst vor einem Mangel nicht einfach drauflossupplementieren, sondern sich durch einen Bluttest Gewissheit über die eigenen Werte verschaffen und gegebenenfalls zusammen mit einem Arzt/Experten gezielt hochwertige Supplemente auswählen und dosieren.

5. **Energiebilanz im Auge behalten**
   Pflanzliche Lebensmittel, vor allem unverarbeitete, sind oft kalorienärmer; außerdem sättigen viele gesunde Lebensmittel, die regelmäßig auf dem Speiseplan von Veganern stehen sollten, wie z. B. Hülsenfrüchte, sehr schnell.

   Deshalb ist es wichtig, dass Veganer und besonders vegane Leistungssportler ihren individuellen Kalorienbedarf im Auge behalten, um nicht in ein ungewolltes Defizit zu rutschen. Ein solches Defizit kann zu einem Leistungsabfall führen.

6. **DIY**
   Damit ist nicht gemeint, dass man sein eigenes Gemüse anpflanzen soll – was aber sicherlich auch eine gute Sache ist –, sondern dass es ratsam ist, möglichst wenige verarbeitete Lebensmittel zu konsumieren.

   Das gilt übrigens auch für Mischköstler. Viele (Neu-)Veganer tappen aber noch schneller in die Convenient-Falle, weil sie der Einfachheit halber oftmals zu Ersatzprodukten greifen. Diese schmecken vielleicht lecker, aber wirklich gesund sind sie in den meisten Fällen nicht. Deshalb gilt: möglichst oft selber frisch kochen – ohne Fertigprodukte. Eine Faustregel besagt, dass ein gesunder veganer Speiseplan aus 80 Prozent frischen bzw. unverarbeiteten Lebensmitteln bestehen sollte und aus maximal 20 Prozent industriell hergestellten Produkten.

7. Alle Lebensmittelgruppen einbauen
Gemüse, Obst, Vollkorngetreide, Hülsenfrüchte sowie Nüsse und Samen – diese fünf Lebensmittelgruppen gehören täglich auf den Teller.

Für wen ist eine vegane Ernährung nicht geeignet?

Diese Frage ist nicht einfach zu beantworten. Es gibt Experten, die z. B. bei Kindern von einer veganen Ernährung abraten. Es gibt aber auch Ernährungsprofis, die darin kein Problem sehen, sofern – und dieser Punkt ist absolut wichtig und gesundheitsrelevant – die Eltern sich intensiv mit einer veganen Ernährung auseinandersetzen, sich über die Nährstoffbedürfnisse von Kindern informieren und dieses Wissen dann auch in einem entsprechenden Speiseplan umsetzen.

Denn eines ist klar: Wer sich (und seine Familie) rein pflanzlich ernähren will, muss einige Mühen auf sich nehmen. Einfach nur tierische Produkte wegzulassen oder durch Ersatzprodukte zuersetzen ist keine Option und kann sogar gefährlich sein. Wer gesund vegan essen will, muss selber kochen mit vielen unterschiedlichen und frischen Zutaten. Eine vegane Ernährung ist nicht per se kompliziert, aber wenn man es richtig machen will, ist sie auf jeden Fall mit Aufwand verbunden (wie übrigens eine wirklich ausgewogene und gesunde omnivore Ernährung auch).

Problematisch kann eine vegane Ernährung werden, wenn man unter bestimmten Vorerkrankungen oder Lebensmittelallergien leidet. In vielen Fällen ist eine rein oder verstärkt pflanzliche Ernährung vielleicht sogar der Schlüssel für eine Verbesserung des eigenen Gesundheitszustands, in anderen kann sie aber auch wirklich kontraproduktiv sein. Wer beim Essen mit starken Einschränkungen zurechtkommen muss oder unter bestimmten Vorerkrankungen leidet, sollte eine vegane Ernährung immer mit seinem behandelnden Arzt absprechen und/oder sich mit wirklich belastbaren Ernährungstipps von einem Profi unterstützen lassen. Letzteres kann notwendig sein, weil es durchaus viele vegankritische Ärzte gibt, die aber gleichzeitig keine Ernährungsexperten sind.

Wer auf Nummer sicher gehen will bzw. sich von seinem Arzt schlecht beraten fühlt, ist mit einem veganen Ernährungsexperten sicher gut beraten. Aber unbedingt genau anschauen, welche Ausbildung bzw. welchen Hintergrund der Experte hat! Denn »Ernährungsberater« ist keine geschützte Berufsbezeichnung, und wenn es um die eigene Gesundheit geht, sollte man sich nur auf wirklich qualifizierten Rat verlassen.

Gesundheitscheck beim Arzt: Blutwerte testen lassen

Kein Muss, aber eine gute Absicherung, um nicht unabsichtlich einen ungesunden Mangel zu erleiden, ist eine regelmäßige Kontrolle der Blutwerte beim Arzt. Tatsächlich lassen sich viele Veganer einmal im Jahr bei ihrem Arzt Blut abnehmen und auf alle kritischen Nährstoffe untersuchen. Dieser Untersuchung wird leider nicht von allen Krankenkassen bezahlt, sodass man hier auf einem Teil der Kosten sitzen bleibt (je nach Arzt kann es mehr oder weniger sein).

Welche Werte sollte ich untersuchen lassen?

Es gibt keine allgemeinen Empfehlungen, welche Werte man als Veganer in seinem Blut regelmäßig checken lassen sollte. Viele Ratgeber, Experten und Veganer lassen aber einmal im Jahr ihr Blut nach folgenden Bestandteilen untersuchen: Wie ist der Gehalt von Primäreisen (Ferritin, Transferrin, Hämoglobin), Vitamin D (25-OH-Vitamin D), Vitamin B_{12} (Holo-TC) im Blut? Auch der Mikronährstoffstatus von Zink, Jod, Vitamin B_2 und Kalzium kann im Blut getestet werden.

15
Vegan zur Höchstleistung

Wenn man den Experten und Sportlern in der Doku *The Game Changers* zuhört, könnte man meinen, dass vegane Ernährung die absolute Wunderdiät sei, um sportliche Erfolge zu feiern. Eine rein pflanzliche Kost macht ja scheinbar gesünder, stärker, schneller, widerstandsfähiger, heilt Verletzungen in Rekordzeit, verkürzt die Regenerationszeit, macht belastbarer, jünger und schöner! Okay, die beiden letzten Punkte werden im Film nicht genannt, aber es würde nicht verwundern, wenn die Macher dafür auch noch Experten, Studien und Testimonials gefunden hätten.

Auch wenn man sich mit überzeugten Veganern unterhält, bekommt man oft den Eindruck, dass es keine andere Ernährungs- und Lebensweise geben kann (und darf). Veganer sind einfach die besseren Menschen! Diese zur Schau gestellte Überlegenheit, dieser alleinige Anspruch auf den einzig richtigen, wahren und sinnhaften Lifestyle und Ernährungsplan ist es, was viele bisherige Mischköstler abschreckt. Sie fühlen sich davon bedrängt, angegriffen und in ihren eigenen Lebens- und Ernährungsentscheidungen kritisiert. Selbst wenn man findet, dass sie sich ruhig schlecht fühlen sollten, weil es aus ethischer, gesundheitlicher und moralischer Sicht einfach mehr Menschen auf der Welt geben sollte, die weniger tierische Produkte konsumieren – zum Wohle der Tiere und der Umwelt –, ist die direkte Konfrontation nicht immer der richtige Weg.

Ralf Blume, der ehemalige Chef-Physiotherapeut von Hannover 96, musste dies nach seiner Ernährungsumstellung auf vegan auf die harte Tour lernen. Nach eigenen Aussagen war er in seinem ersten

Jahr seines Veganismus auf einer Mission. Er beschreibt seinen damaligen Zustand wie den eines Ex-Rauchers, der plötzlich die ganze Welt bekehren und maßregeln will – fast schon mit religiösem Eifer. Das kommt nicht gut an! Im Gegenteil, es führte zu Ablehnung und Differenzen. Blume hat die Erfahrung gemacht, dass er viel mehr Menschen erreicht hat, seit er einen anderen Weg eingeschlagen hat: Er überzeugt seine Mitmenschen nicht mehr mit lauten Worten, sondern mit leckerem selbst gekochten veganen Essen und Fotos davon, die einem das Wasser im Mund zusammenlaufen lassen.

Doch manchmal ist selbst die bloße Anwesenheit eines Veganers bei Tisch ein Problem. Oftmals fühlen sich omnivore Tischnachbarn herausgefordert und gezwungen, sich für ihre Speisewahl zu rechtfertigen, selbst wenn der Veganer kein Wort zum Essen verliert und friedlich und zufrieden einfach nur seine pflanzliche Kost genießt. Viele Menschen, die auch Fleisch essen, scheinen unbewusst zu wissen, dass ihre Ernährung nicht die beste ist, dass ihnen und der Umwelt weniger Fleisch guttun würde. Aber es schmeckt nun mal so gut! Und das schlechte Gewissen lässt sich unter gleichgesinnten omnivoren Mitessern gut ausblenden. Aber wehe, es sitzt ein Veganer mit am Tisch. Dann scheint ihnen schnell der Appetit zu vergehen, und daran trägt natürlich der Veganer die Schuld. In Wirklichkeit ist es aber das tief in ihrem Unbewussten vergrabene schlechte Gewissen, das weiß, dass sie sich und dem Planeten mit einer tierleidfreien Ernährung eine bessere Zukunft schenken könnten.

Vegan zu Höchstleistungen? Ja, aber …

Aber von der moralischen, ethischen und ökologischen Seite einmal abgesehen – über diese lässt sich, wenn man ehrlich ist, nicht groß diskutieren, denn hier ist eine vegane bzw. vegetarische Ernährung einfach top – wie sieht es nun mit der Überlegenheit einer pflanzlichen Kost bei der Leistungssteigerung von Spitzensportlern aus? Der Film *The Game Changers* lässt daran keinen Zweifel aufkommen. Aber nicht, weil es keinen gibt, sondern weil er jede Kritik komplett ausblendet. Es werden nur Studien und Experten gezeigt, die die Theorie der veganen Überlegenheit füttern, rein pflanzlich natürlich! Laien könnten jetzt denken, dass es vielleicht gar keine Studien gibt, die etwas Gegenteiliges sagen, und dass sich die Experten, Wissenschaftler und Ärzte eben alle einig sind, dass vegan die beste Ernährungsform für Sportler ist. Aber so ist es nicht, wie unsere Interviews mit renommierten deutschen Sporternährungsexperten gezeigt haben.

Nicht nur einer, sondern alle drei Diplom-Ökotrophlogen*innen und Ärzte*innen kamen zum gleichen Ergebnis: Vegan zu sportlichen Höchstleistungen ist möglich, aber nicht ganz einfach!

Dr. Nicolai Worm sieht keinen direkten Vorteil in einer rein pflanzlichen Sportlerernährung: »Sportler sollten sich fragen, ob sie sich auf diese ›schwierige‹ Ernährung aus ethischen oder religiösen Gründen einlassen wollen oder weil sie daran glauben, damit eine Leistungssteigerung zu erzielen. Während ich erstere Argumente vorbehaltlos anerkenne, sollten sie bei letzterer Begründung skeptisch sein. Es gibt bis heute nicht einmal annähernd hinreichende wissenschaftliche Untersuchungen, die sauber überprüft, geschweige denn ›bewiesen‹ hätten, dass vegane Ernährung eine Leistungssteigerung bewirkt.« Er schließt damit zwar nicht aus, dass ein veganer Speiseplan für Profisportler funktionieren kann, aber er hält es bei Weitem nicht für wissenschaftlich bewiesen – was der Film *The Game Changers* aber vorgibt. Dennoch würde Dr. Worm niemals einem Sportler von einer Ernährungsumstellung auf vegan abraten: »Ich würde niemandem direkt und undifferenziert davon abraten. Jeder muss sich mit seinen eigenen Erfahrungen seine Meinung bilden können.«

Was die wissenschaftlichen Beweise für die Überlegenheit einer veganen Ernährung für Sportler angeht, steht auch Diplom-Ökothrophologe Uwe Schröder vom Deutschen Institut für Sporternährung e. V. in Bad Nauheim hinter seinem Kollegen Dr. Worm: »Aus meiner Sicht gibt es (noch?) keine wissenschaftlichen Beweise, die zeigen, dass eine vegane Ernährungsform im Sport grundsätzlich (!) vorteilhafter ist.«

Und auch Dr. Claudia Osterkamp-Baerens von topathlEAT, der Ernährungsberatung für Sportler aus München, kann und will eine rein pflanzliche Kost nicht auf den Siegerpodest der Ernährungsolympiade stellen: »Mir ist wichtig festzuhalten, dass aktuell nichts dafür spricht, dass die Umstellung auf vegan einen Leistungsvorteil bringt, der über die Vorteile hinausgeht, die eine Optimierung der Energie- und Nährstoffzufuhr auf das Training bezogen bringt. Vergleiche ich eine omnivore Ernährung mit Energiedefizit, zu wenig Obst und Gemüse und schlechter Eiweißverteilung mit einer vegan ausgerichteten Ernährung, die alle diese Punkte verbessert, ist es klar, dass sich der Sportler besser fühlt und im Training mehr geht. Das wäre aber mit hoher Wahrscheinlichkeit auch der Fall, wenn der gleiche Sportler seine omnivore Ernährung entsprechend umstellen würde – zumindest nach momentanem Kenntnisstand. Umgekehrt ist die individuelle Entscheidung, sich vegan ernähren zu wollen, zu respektieren. Es ist die Frage, ob man die sportliche Leistung dagegen überhaupt aufwiegen kann und sollte. Das meiste kann aber ganz offensichtlich gut ausgeglichen werden, was ja die erfolgreichen veganen Sportler zeigen. Die Frage bleibt halt: Könnten sie noch besser sein, wenn sie ein paar tierische Produkte einbauen würden? Sie kann aktuell nicht beantwortet werden.«

Diese durchaus kritischen Ernährungsexperten sagen jedoch nur aus, dass es keinen wissenschaftlichen Beweis für eine Überlegenheit einer veganen Ernährung für Spitzensportler gibt. Sie schließen aber zu keinem Zeitpunkt aus, dass es möglich ist, vegan Höchstleistungen zu erzielen! Wie könnten sie auch? Schließlich beweisen vegane Profisportler rund um den Globus in allen Disziplinen vom Ultramarathon über Leichtathletik bis hin zu verschiedenen Kraftsportdisziplinen, dass sie zur Weltspitze gehören – trotz oder gerade wegen ihrer rein pflanzlichen Ernährungsweise.

Das sieht auch der ehemalige Bundesliga-Physiotherapeut Ralf Blume so und spricht dabei auch den ausschlaggebenden Punkt für eine erfolgreiche vegane Ernährung im Spitzensport an: »Ich unterstelle veganen Sportlern eine intensive Auseinandersetzung mit Nahrung und ihrem Körper, woraus man schließen kann, dass diese sicherlich bessere Voraussetzungen für eine gute Regeneration, weniger Verletzungsanfälligkeit und bessere Leistungsfähigkeit besitzen. Meine Beobachtungen im Profisport bestätigen das.«

Denn im Leben wie im Profisport gilt beim Thema Ernährung das alte Sprichwort: »Du bist, was du isst!« Ein Sportler ist immer nur so gut wie seine Ernährung – und diese muss individuell auf die persönlichen Bedürfnisse, Leistungsziele und körperlichen Befindlichkeiten des einzelnen Athleten angepasst sein. Nur so kann ein Sportler aus seinem Körper die maximale Höchstleistung herausholen. Ob er sich dabei auf eine Mischkost mit wenigen ausgewählten tierischen Produkten – wie es viele Sporternährungsexperten empfehlen – verlässt oder auf eine rein pflanzliche Kost setzt, spielt am Ende keine Rolle. Zumindest lässt sich bis heute kein eindeutiger wissenschaftlicher Beweis für eine klare Überlegenheit der veganen Ernährung erbringen, auch wenn der Film *The Game Changers* versucht, den Zuschauer vom Gegenteil zu überzeugen.

Aus moralischer, ethischer und ökologischer Sicht steht eine vegetarische oder vegane Ernährung aber ganz oben auf dem Siegertreppchen – und dies sogar wissenschaftlich bewiesen (soweit sich diese Punkte belegen lassen).

Die vegane Sporternährungsberaterin Aleksandra Keleman weist noch einmal auf die Überlegenheit der rein pflanzlichen Ernährung hin, wenn es um das Thema Umwelt geht: »Die Tierzucht ist hauptverantwortlich für Welthunger, Klimawandel, Regenwaldrodungen, Zerstörung der Ozeane, Überfischung, Verschmutzung der Böden und der Gewässer mit Nitrat und multiresistenten Keimen, und sie beschert uns regelmäßig Pandemien. 46 Prozent des Plastiks der Ozeane stammen aus Fischernetzen.« Das ist leider wahr. Und damit bekommen vegane Profiathleten eine weitere wichtige Aufgabe als nur das Sammeln von möglichst vielen Medaillen und Pokalen: »Sportler sind Vorbilder der Gesellschaft, sie bestimmen sehr stark das Rollenbild von Männern und generell jungen Menschen«, fügt Keleman hinzu. Vegane Profisportler tun sich also mit ihrer Ernährung nicht nur selbst etwas Gutes, sondern der ganzen Welt.

Nachwort

von Torre Washington, veganer amerikanischer Profibodybuilder und Coach

Mit zahlreichen Erfolgen in der Welt des Bodybuildings und der Fitnessernährung war und bin ich an vorderster Front dabei, wenn es darum geht, den veganen Lebensstil an die Spitze der Fitnessbranche zu bringen, und habe vielen Menschen geholfen, den Traum von einer veganen Lebensweise zu verwirklichen.

Die Arbeit zur veganen Ernährung im Bereich des Profisports kommt genau zum richtigen Zeitpunkt, da sich die Welt hin zu einem Lebensstil bewegt, der sowohl Gesundheit als auch Wohlstand erzeugt. Ich teile die große Begeisterung für Gesundheit und Glück für ALLE Lebewesen dieser Erde. Alle professionellen Athleten können von einer veganen Ernährung profitieren, die das eigene Wohlbefinden ernste nehmen, sodass nach dem Ende der Karriere nicht auch ihr Körper am Ende ist.

Genießt die aufschlussreichen Informationen auf diesen Buchseiten, und ich wünsche jedem von euch gute Gesundheit und guten Willen.

Euer Torre

Verwendete Quellen

Studien aus dem Film *The Game Changers*

1. J Acad Nutr Diet. 113(12):1610–9
2. USDA FCD
3. Am J Clin Nutr. 59(5Suppl):1203S-12S
4. Circulation.105(25):e197
5. J Acad Nutr. Diet 116(3):501–28
6. Circulation. 100(10):1050–5.
7. Ann Agric Environ Med. 16(2):305–8
8. Am J Clin Nutr. 98(5):1179–91.
9. Am J Clin Nutr. 88(6):1685–96.
10. Am J Clin Nutr. 93(11):1384–8
11. Free Radic Biol Med. 72:232–7.
12. Free Radic Biol Med. 52(1):95–102
13. Clin Sci. 102(2):195–201.
14. Circulation. 104(2):151–6.
15. Br J Nutr. 99(4):863–8.
16. JAMA. 298(1):49–60
17. Int J Food Sci Nutr. 64(8):988–92
18. Hypertension 46(2):398–405
19. Heart 92(1):119–20
20. Heart 90(12):1485–6
21. Nutrients 2019 Jan.10:11(1)
22. Nutrients 7(6):4107–23.
23. Phythther Res. 28(10):1492–8.
24. J Res Med Sci. 16(3):245–53.
25. J Am Coll Nutr. 23(3)197–204.

26. J Am Coll Cardiol. 46(7)1276–83.
27. Nutr. J. 9:3
28. Complement Ther Med. 23(1):32–7
29. Nutrients 6(6):2131–47
30. NCBI. MESH. B_{12}
31. Int. Pult Prod. 16(4):27–34
32. Am J Clin Nutr. 71(1):514–22
33. Hormons and diet: Low Insulinlike growth factor-l but normal bioavailable androgens in vegan men -› NE Alle, PIV Appleby GK Davey and TJ Key
34. Aiking. Trends Food Sci Technol. 22(2–3):112–20. (Umwelt & Wasserverbrauch Herstellung Fleisch)
35. Poore et. Al Science 360(6392):987–92

Internetquellen/Webseiten (jeweils Stand Juni 2020)

1. Justus von Liebig
https://core.ac.uk/download/pdf/56350983.pdf
https://de.wikipedia.org/wiki/Fleischextrakt#Liebigs_Fleischextrakt

2. Glykogen
https://www.chemie.de/lexikon/Glykogen.html
https://www.chemie.de/lexikon/Glykogenspeicher.html
https://de.wikipedia.org/wiki/Glykogen
https://www.fitforfun.de/workout/glykogen-und-fitness-der-tiger-im-tank-233666.html

3. Aminosäuren
https://www.pharmazeutische-zeitung.de/pflanzliches-eiweiss-unter-der-lupe/

https://www.pharmawiki.ch/wiki/index.php?wiki=Aminos%C3%A4uren
https://de.wikipedia.org/wiki/Aminos%C3%A4uren

4. Endothel
https://de.wikipedia.org/wiki/Endothel

5. Ernährung nach dem Sport
https://www.fitforfun.de/abnehmen/gesund-essen/essen-nach-dem-sport-das-ist-zu-beachten-364897.html
https://www.fitforfun.de/abnehmen/gesund-essen/essen-nach-dem-sport-das-ist-zu-beachten-364897.html
https://www.menshealth.de/fitness-ernaehrung/richtig-essen-nach-dem-sport/#wann

6. Pflanzliches Eiweiß
https://www.netdoktor.de/ernaehrung/eiweiss/pflanzliches-eiweiss/
https://www.pharmazeutische-zeitung.de/pflanzliches-eiweiss-unter-der-lupe/
https://www.fitforfun.de/news/pflanzenpower-7-vegane-proteinquellen-fuer-sportler-307666.html

7. Chlorophyll
https://www.fitforfun.de/gesundheit/chlorophyll-das-gruene-glueck-fuer-unsere-gesundheit-191195.html
https://www.chemie.de/lexikon/Chlorophyll.html
https://de.wikipedia.org/wiki/Chlorophylle

8. Ballaststoffe Gemüse
https://de.wikipedia.org/wiki/Ballaststoff

9. Samen
https://eatsmarter.de/ernaehrung/gesund-ernaehren/gesunde-samen-das-sind-die-besten-sechs

10. Omega-3-Fettsäuren
https://ruhtenberg.info/omega-3-fette-lebenswichtig-fuer-gesundheit-fitness/

11. Nüsse
https://eatsmarter.de/ernaehrung/gesund-ernaehren/walnuesse-gesund
https://eatsmarter.de/ernaehrung/gesund-ernaehren/mandeln-gesund

12. Vegane Ernährungspyramide
https://schrotundkorn.de/artikel/eine-pyramide-fuer-veganer

13. Biologische Wertigkeit
https://www.akademie-sport-gesundheit.de/lexikon/biologische-wertigkeit.html

14. Quinoa
https://www.healthyrockstar.com/quinoa-das-pseudogetreide-fuer-sportler/

15. Amaranth
https://www.gesundheitswissen.de/ernaehrung/amaranth/

16. Buchweizen
https://www.gymondo.com/magazin/de/sportlerernaehrung/muskelaufbau-ernaehrung/buchweizen-gesund-glutenfrei

17. Sprossen

https://www.ndr.de/ratgeber/gesundheit/So-gesund-sind-Sprossen-und-Keimlinge,sprossen196.html

https://eatsmarter.de/ernaehrung/news/warum-sprossen-verzichtbar

18. Öle/ Omega-3 und Omega-6

https://www.bevegt.de/omega-3-vegan/

19. B_{12}-Überdosierung

https://www.zeit.de/wissen/gesundheit/2019–05/nahrungsergaenzungsmittel-vitamin-b12-krebsverdacht-martin-smollich

20. Vitamin D

https://veganfitness.de/Das-Sonnen-Hormon-Vitamin-D-Nutzen-und-Wirkung

21. BCAA

https://veganfitness.de/BCAA-Supplementation-und-veganer-Kraftsport

22. Superfoods

https://enjoysports.de/beste-superfoods-sportler/

https://www.foodspring.de/superfood-liste-15-superfoods-auf-einen-blick

https://veganfitness.de/Algen-Supplemente-Hochwertige-Ergaenzung-veganer-Ernaehrung

23. Eisen

http://www.vitalstoff-lexikon.de/Spurenelemente/Eisen/

https://www.diagnostisches-centrum.de/130-fachartikel/fachartikel-eisenstoffwechsel/1312-gesundheitsrisiko-haemeisen https://www.ncbi.nlm.nih.gov/pmc/articles/PMC3882016/

24. Endotoxine
https://flexikon.doccheck.com/de/Endotoxin
https://www.feuer-im-darm.de/sind-bakteriengifte-die-ursache-fuer-chronisch-entzuendliche-darmerkrankungen/

25. Neu5Gc
https://www.wissenschaft-aktuell.de/artikel/Wie_rotes_Fleisch_das_Krebsrisiko_erhoehen_koennte1771015589721.html
https://en.wikipedia.org/wiki/N-Glycolylneuraminic_acid

26. TMAO
https://www.kardiologie.org/herz-und-gefaesse/tmao-spiegel-sagen-tod-bei-gefaesspatienten-voraus/10983840

27. Freie Radikale
http://www.gesundheits-lexikon.com/Orthomolekulare-Medizin-Vitalstoff-Medizin/Oxidativer-Stress-Freie-Radikale/Was-sind-Freie-Radikale-.html

28. Antioxidantien
https://de.wikipedia.org/wiki/Antioxidans

29. Vegan und Umwelt (Oxfordstudie)
https://albert-schweitzer-stiftung.de/aktuell/oxford-studie-vegane-ernaehrung-rettet-leben
https://animalequality.de/blog/oxford-studie-belegt-pflanzliche-ernaehrung-ist-am-besten-fuer-die-umwelt/
https://vegconomist.de/studien-und-zahlen/studie-zeigt-vegane-ernaehrung-reduziert-co2-fussabdruck-um-73/

https://www.vegan.eu/weltweit-groesste-studie-bestaetigt-umwelt-vorteil-veganer-ernaehrung/

30. Umweltschutz und Ernährung
https://science.sciencemag.org/content/360/6392/987

31. Nurmi-Studie
https://www.nurmi-study.com/
Ergebnis Nurmie-Studie 2018 Läufer-Vergleich: https://www.karger.com/Article/PDF/488417

32. Puddingveganer, Interview Dr. Dorotka
https://www.gentside.de/ernaehrung/facharzt-warnt-sportlich-aktive-veganer-leiden-verstarkt-unter-pudding-veganismus_art18880.html

33. Ernährungstipps für Ausdauersportler, Interview Dr. Osterkamp-Baerensen
https://www.netzathleten.de/ernaehrung/sportler-ernaehrung/item/5392-vegane-ernaehrung-und-leistungssport-ein-widerspruch

34. Stimmen/Interview/Reviews/Kritiken zum Dokumentarfilm *The Game Changers*
https://www.mysportscience.com/post/2019/11/06/is-game-changers-game-changing-or-is-it-sensationalism
https://www.loox.com/food/die-game-changers-luege/
https://www.gq-magazin.de/body-care/artikel/vegan-doku-the-game-changers-macht-fleisch-uns-schwach

35. Bluttest/Blutwerte Veganer

https://www.meindirektlabor.de/magazin/artikel/naehrstoffmangel-durch-vegetarische-oder-vegane-kost/

36. Vegane Profi-Sportler

https://www.aleksandra-keleman.de/sportler

https://www.fitforfun.de/news/weltvegantag-diese-profisportler-leben-vegan-321059.html

https://proveg.com/de/5-pros/gesundheit/sport/vegane-sportler/

https://www.sportaerztezeitung.de/sporternaehrung-abo/articles/fleischlos-in-der-bundesliga

37. Empfehlungen gesunde Ernährung

https://www.netdoktor.de/ernaehrung/gesunde-ernaehrung/

https://www.euro.who.int/de/publications/abstracts/food-and-health-in-europe-a-new-basis-for-action-summary

https://www.euro.who.int/de/health-topics/disease-prevention/nutrition/news/news/2020/3/food-and-nutrition-during-self-quarantine-what-to-choose-and-how-to-eat-healthily

38. Ernährung nach dem Sport

https://www.ncbi.nlm.nih.gov/pmc/articles/PMC3882016/

https://journals.lww.com/acsm-csmr/Fulltext/2010/07000/Fueling_the_Vegetarian_Vegan_Athlete.13.aspx

39. Ernährung für Sportler

https://www.apotheken-umschau.de/Sport/Die-ideale-Ernaehrung-fuer-Freizeitsportler-104365.html

https://www.apotheken-umschau.de/Sport/Die-ideale-Ernaehrung-fuer-Freizeitsportler-104365.html

https://www.in-form.de/wissen/ernaehrungstipps-fuer-training-und-freizeit/

40. Vegane Ernährung für Sportler
https://www.runtastic.com/blog/de/vegane-ernaehrung-sport/
https://ecodemy.de/magazin/vegane-sporternaehrung/
https://de.beatyesterday.org/health/body-soul/vegane-ernaehrung-und-sport-tipps-fuer-deinen-speiseplan/
https://albert-schweitzer-stiftung.de/aktuell/vegan-leistungs-sport
https://www.sportaerztezeitung.de/sporternaehrung-abo/articles/fleischlos-in-der-bundesliga

41. Allgemeine Infos
https://www.vegan-athletes.com/
https://www.deutschlandistvegan.de/was-essen-vegane-sportler/
https://www.pulstreiber.de/interviews-lesen/interview-patrik-baboumian.html
https://schrotundkorn.de/artikel/interview-ich-esse-keine-tiere
https://www.t-online.de/gesundheit/ernaehrung/id_55146390/sportverletzungen-falsche-ernaehrung-kann-zum-muskelfaserriss-fuehren.html
https://torrewashington.com/

Studien (Quelle Internet)

Nutrient profiles of vegetarian and non vegetarian dietary patterns.
https://www.ncbi.nlm.nih.gov/pubmed/23988511

Studie zur Überdosierung Vitamin B_{12}: The Journal of Nutrition: Giovannucci et al., 2002; International Journal of Cancer: Sanjoaquin et al. 2005)

Jama: Ebbing et al. 2009; Journal of Clinical Oncology: Brasky et al. 2017)
International Journal of Cancer: Fanidi et al. 2018).

Studie: »Plant-Based Diets for Cardiovascular Safety and Performance in Endurance Sports« (Nutrients 2019 Jan 10;11(1)).
https://www.ncbi.nlm.nih.gov/pubmed/30634559

Studie: C-reactive Protein Response to a Vegan Lifestyle Intervention Complement Ther Med. 23(1):32–7
https://www.ncbi.nlm.nih.gov/pubmed/25637150

Studie: The Total Antioxidant Content of More Than 3100 Foods, Beverages, Spices, Herbs and Supplements Used Worldwide
https://www.ncbi.nlm.nih.gov/pubmed/20096093

Studie: Reducing food's environmental impacts through producers and consumers
https://science.sciencemag.org/content/360/6392/987 (Magazin Science)

Studie: Exercise Capacity of Vegan, Lacto-Ovo-Vegetarian and Omnivorous Recreational Runners
Nebl et al. Journal of the International Society of Sports Nutrition (2019) 16:23
https://www.ncbi.nlm.nih.gov/pubmed/31109329

Studie: A Randomized Trial to Assess the Potential of Different Beverages to Affect Hydration Status: Development of a Beverage Hydration Index
https://www.ncbi.nlm.nih.gov/pubmed/26702122

Studie: Nutritional interventions to augment resistance training-induced skeletal muscle hypertrophy (Review Article)
Robert W. Morton, Chris McGlory and Stuart M. Phillips Front. Physiol., 03 September 2015
https://doi.org/10.3389/fphys.2015.00245

Studie: The effects of 8 weeks of whey or rice protein supplementation on body composition and exercise performance
Nutr J. 2013; 12: 86. Published online 2013 Jun 20.
doi: 10.1186/1475–2891–12–86
https://www.ncbi.nlm.nih.gov/pmc/articles/PMC3698202/

Studien und Artikel (Zugang über Interviewpartner)

Studie: Heme, an essential nutrient from dietary proteins, critically impacts diverse physiological and pathological processes
J Hooda, A Shah, L Zhang: Nutrients 2014, 6(3), 1080–1102

Studie: Consumption of fat-free milk after resistance exercise promotes greater lean mass accretion than does consumption of soy or carbohydrate in youn novice male weightlifters
Joseph W Hartman, Jason E Tang, Sarah B Wilkinson, Mark A Tarnopolsky, Randa L Lawrence, Amy V Fullerton, and Stuart M Phillips
Veröffentlicht im The American Journal of Clinical Nutrition
Download via *acjn.nutrition.org* am 4. Juli 2015

Studie: Plant-Based Diets: Considerations for Environmental Impact, Protein Quality, and Exercise Performance (Review)
Heidi Lynch, Carol Johnston and Christopher Wharton
Nutrients 2018, 10, 1841

Paolo Colombani (15.02.2020): Vegane Ernährung ist für Sportler nicht zu empfehlen

Studie: Vegan diets: practical advice for athletes and exercisers (Review)
David Rogerson
Rogerson Journal of the International Society of Sports Nutrition (2017) 14:36 DOI 10.1186/s12970–017–0192–9

D. Enette Larson-Meyer: Vegetarian and vegan diets for athletic training and performance
Sports Science Exchange (2018) Vol. 29, No. 188, 1–7

Studie: Vegetarian and Omnivorous Nutrition – Comparing Physical Performance
Joel C. Craddock, Yasmine C. Probst, and Gregory E. Peoples
International Journal of Sport Nutrition and Exercise Metabolism, 2016, 26, 212–220
http://dx.doi.org/10.1123/ijsnem.2015–0231
© 2016 Human Kinetics, Inc.

Studie: Exercise-Induced Oxidative Stress, Nitric Oxide and Plasma Amino Acid Profile in Recreational Runners with Vegetarian and Non-Vegetarian Dietary Patterns (Article)
Josefine Nebl, Kathrin Drabert, Sven Haufe, Paulina Wasserfurth, Julian Eigendorf, Uwe Tegtbur, Andreas Hahn and Dimitrios Tsikas
Nutrients 2019, 11, 1875

Studie: Micronutrient Status of Recreational Runners with Vegetarian or Non-Vegetarian Dietary Patterns

Josefine Nebl, Jan Philipp Schuchardt, Alexander Ströhle, Paulina Wasserfurth, Sven Haufe, Julian Eigendorf, Uwe Tegtbur and Andreas Hahn
Nutrients 2019, 11, 1146

OSP-Report 03 18 Ernährung und Muskelaufbau
https://www.ospbayern.de/cms/upload/bilder/Fuer_Sportler/ErnBeratung/3_18.pdf

OSP-Report 03 16 Sporternährung: Obst und Gemüse – eine unterschätzte Lebensmittelgruppe?
https://www.ospbayern.de/cms/upload/bilder/Fuer_Sportler/ErnBeratung/3_16.pdf

Peter B. Soeters: Vegan diets: what is the benefit? (Editorial)
www.co-clinicalnutrition.com

Kristina Normana and Susanne Klaus: Veganism, aging and longevity: new insight into old concepts (Review)
www.co-clinicalnutrition.com

International Association of Athletics Federations Consensus Statement 2019: Nutrition for Athletics
International Journal of Sport Nutrition and Exercise Metabolism, (Ahead of Print)
https://doi.org/10.1123/ijsnem.2019–0065
© 2019 Human Kinetics, Inc.